AF299992

DU

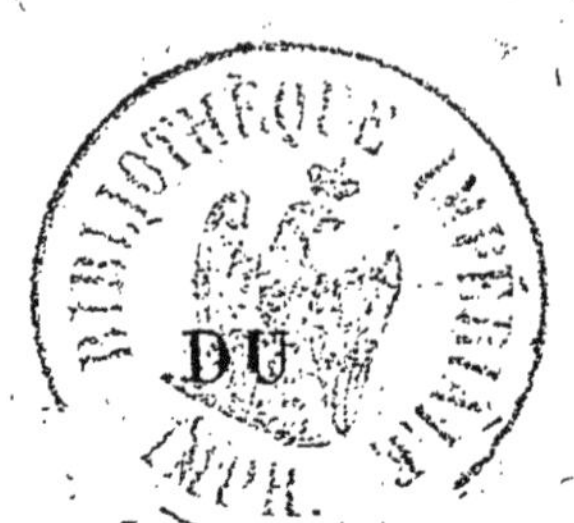

TEMPÉRAMENT

PITUITEUX

OU GLAIREUX.

SE TROUVE A PARIS, CHEZ :

Madame Derbossaut, Libraire, quai Malaquais, n° 15;
Bouland, Palais-Royal, à la Librairie Centrale;
M. Chaulan, Libraire, au Cabinet de littérature médicale,
rue de l'École de Médecine, n° 25.

Madame Bergeret, Libraire, rue du Chapeau-Rouge, à
Bordeaux;
Le Maire, Libraire à Lyon;
Frères, Libraire à Rouen;
Levrault, Libraire à Strasbourg.

IMPRIMERIE DE FELIX LOCQUIN,
RUE NOTRE-DAME-DES-VICTOIRES, N° 16.

DU

TEMPÉRAMENT

PITUITEUX

OU GLAIREUX,

ET DE L'IDENTITÉ DES VICES GOUTTEUX
ET HÉMORROIDAL;

PAR J.-L. DOUSSIN-DUBREUIL,

Docteur en médecine de l'ancienne Faculté, membre de la Société
de Médecine pratique de Montpellier, médecin titulaire du Bureau
de Charité du 10e arrondissement de Paris, membre de l'ancienne
Société royale académique des Sciences, du Comité central de
vaccine près le ministère de l'Intérieur; associé correspondant de
plusieurs autres Sociétés nationales et étrangères.

Prix : 2 fr., et 2 fr. 5o cent. franc de port.

———o———

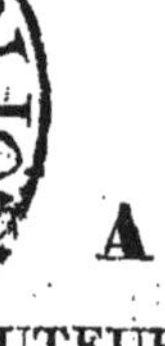

A PARIS,

CHEZ

L'AUTEUR, rue Taranne, n. 14;
Roret, Libraire, rue Hautefeuille, n. 12;
Lugan, Libraire, passage du Caire, n. 121;
Haute-Coeur-Martinet, Libraire, rue du
Coq-Saint-Honoré, n. 15;
Garnier, rue de Valois, n. 1, Palais-Royal;
Demat, Libraire à Bruxelles (Pays-Bas).
Boulland, à la librairie centrale, au Palais-
Royal et rue Saint-Honoré, n. 199.

1830.

OUVRAGES DU MÊME AUTEUR.

DES GLAIRES, de leurs causes, de leurs effets, et des indications à remplir pour les combattre. Un vol. in-8°, 1er vol., 9e édition. Prix : 4 fr., et 5 fr. franc de port.

Deuxième volume du même ouvrage, ou NOUVEAUX APERÇUS SUR LES CAUSES ET LES EFFETS DES GLAIRES. In-8°. Prix : 3 fr., et 3 fr. 5o c. franc de port.

DE L'ÉPILEPSIE en général, et particulièrement de celle qui est déterminée par des causes morales. Un vol. in-12, 2e édition. Prix : 3 fr., et 4 fr. franc de port.

DE LA PULMONIE, de ses causes les plus ordinaires, et des moyens d'en prévenir les funestes effets. Un vol. in-12. Prix : 3 fr. 5o c., et 4 fr. franc de port.

DE L'IDENTITÉ de deux maladies trop souvent considérées comme le produit d'une conduite irrégulière, ou de la nature et des causes de la Gonorrhée bénigne et des Fleurs blanches. Un vol. in-12, 4e édition. Prix : 3 fr., et 3 fr. 75 c. franc de port.

LETTRES SUR LES DANGERS DE L'ONANISME, et Conseils relatifs au traitement des maladies qui en résultent. Un vol. in-12, 3e édition. Prix : 1 fr. 5o c. et 2 fr.

DES ÉGAREMENS SECRETS, ou de l'Onanisme chez les personnes du sexe. Un vol. in-18, 2e édition. Prix : 3 fr. 5o c., et 4 fr. franc de port.

DE LA VACCINE et de ses heureux résultats, démontrés par des visites faites au domicile des individus décédés à Paris, par suite de la petite-vérole, en 1825. Un vol. in-8°. Prix : 4 fr.

M. Dubreuil a publié cet ouvrage avec MM. le chevalier Brunet, médecin des maisons royales de la Légion-d'Honneur, et Chaumont, médecin.

DES FONCTIONS DE LA PEAU et des Maladies graves qui résultent de leur dérangement. Un vol. in-12. Prix : 2 fr. 5o c., et 3 fr. franc de port.

NOTE DE L'ÉDITEUR.

M. Doussin-Dubreuil ayant reconnu que le prix de son *Traité des glaires* était trop élevé pour que toutes les classes de la société en fissent l'acquisition, a cru devoir en extraire un ouvrage bien moins coûteux où se trouveraient suffisamment de détails pour que l'on pût se reconnaître, et fournir aux médecins que l'on consulte par écrit, tous les renseignemens dont ils ont absolument besoin pour donner des conseils avec sécurité; cet ouvrage sera donc aussi utile que son Traité, et un bien plus grand nombre de personnes pourront se le procurer.

TABLE DES MATIÈRES

DE CE VOLUME.

DU

TEMPÉRAMENT

PITUITEUX

OU GLAIREUX.

~~~~~~

DU TEMPÉRAMENT.

Il y a déjà trente-trois ans qu'a paru la première édition de mon *Traité des Glaires*, dont tous les ouvrages que j'ai publiés sont une suite. Je ne me suis occupé de cette humeur que parce que j'avais eu souvent l'occasion de m'assurer qu'elle était confondue avec la substance sécrétée par les membranes dites muqueuses, dans l'état ordinaire; substance précieuse, qui les lubrifie, favorise par cela même l'exercice de leurs fonctions, et dont l'excrétion ne peut jamais passer les bornes voulues par la nature, que par suite de l'inflammation de ces mêmes membranes.
~~~~~~

En étudiant mon sujet avec une grande attention, je suis parvenu à découvrir que les glaires étaient formées de la matière de la transpiration coagulée par un acide, dont l'existence m'a été démontrée par l'odeur aigre de la sueur des personnes éminemment glaireuses, et par la faculté qu'avait cette sueur de colorer en rouge les couleurs bleues végétales.

Il est aisé de concevoir le prix que j'ai dû attacher à une découverte qui me faisait connaître la cause de l'engorgement des viscères ; de l'épaississement de la lymphe et de la synovie, dans les affections rhumatismales, dans les attaques de goutte, et dans le gonflement des vaisseaux hémorroïdaux.

Encouragé par le succès de mes premiers pas dans une carrière tout-à-fait nouvelle pour moi, j'ai poursuivi mes recherches, et j'ai encore découvert que la quantité des glaires était en raison, non-seulement de l'exhalation cutanée, mais encore du plus ou moins de perfection avec lequel les digestions avaient lieu ; qu'elle était également subordonnée à la nature des alimens, et que les farineux étaient ceux qui en fournissaient le plus.

Satisfait d'avoir acquis des notions aussi importantes, je n'ai pas tardé à sentir la nécessité de reconnaître les causes qui pouvaient forcer la matière de la transpiration à se fixer sur le corps même de la peau dont elle fermait les pores, et sur les viscères, où elle se formait en gelée (1). Je ne pouvais non plus ignorer à quels genres de médicamens il fallait de préférence en confier la dissolution et l'évacuation, lors même que son induration était parvenue à un très-haut degré ; je devais aussi me mettre en état de décrire avec exactitude les signes qui lui appartiennent, afin que le jeune médecin ne se méprît point sur le choix de ces médicamens, sur la manière de les combiner, et qu'il évitât de prescrire des émolliens, lorsque les toniques étaient indiqués, *et vice versâ*.

Du caractère de l'humeur glaireuse.

Ainsi que je l'ai dit dans le traité (2) dont j'ai parlé ci-dessus, et dont j'ai presque entièrement

______

(1) Elle devient une espèce d'enduit.

(2) *Des Glaires, de leurs causes, de leurs effets, et des indications à remplir pour les combattre*, vol. in-8°, 9° édition. Le deuxième volume de cet ouvrage, également in-8°, a pour titre : *Nouveaux aperçus sur les causes et les effets des glaires*.

extrait cette brochure, le caractère de l'humeur glaireuse est d'être visqueuse et gluante ; elle est blanche et transparente ; elle ne se détache et ne se vide qu'avec peine. Sa liquidité offre plusieurs degrés ; elle est plus considérable chez les vieillards, les jeunes gens et les adultes débiles ou doués d'une constitution lymphatique ; elle est encore plus grande dans l'estomac, à raison du liquide dont ce viscère est constamment le réservoir, que sur les bronches, qui, dans l'état ordinaire, n'excrètent qu'une petite quantité de matière muqueuse, avec laquelle j'ai dit que cette humeur était souvent confondue.

On expectore la plupart du temps la glaire en flocons ou grumeaux qui sont quelquefois d'un jaune tirant sur le vert, couleur qui les fait presque toujours considérer comme le produit d'une cause dangereuse ; de même que les crachats des phthisiques. On trouve encore cette humeur dans les urines, où, après avoir surnagé un certain temps, elle se précipite et s'attache au fond du vase sous la forme d'une boue épaisse et gluante, dont la couleur est le plus ordinairement d'un blanc gris ou cendré. Elle est la matière des fleurs blanches, qui ont aussi plusieurs degrés de fluidité. Elle s'échappe quelquefois de la matrice en filamens gluans, dont quelques-uns ont l'épaisseur d'une ligne, la largeur de deux à trois, et la longueur de trois à quatre pouces. On la trouve pareillement mêlée à la matière fécale, particulièrement des personnes ayant alternativement à se plaindre de la diar-rhée et de la constipation. Pour l'en séparer, il suffit de verser de l'eau fraîche dans le vaisseau où elle se trouve, et bientôt elle surnage en se divisant beaucoup : quand on l'en retire seule, elle ne fournit aucune odeur. Les anciens l'appe-laient *pituita alba*, pituite blanche. Les mo-dernes l'ont comparée à un blanc d'œuf, *cla-rum ovi* : elle a en effet la transparence d'un blanc d'œuf non cuit. Cependant elle perd quelquefois de cette transparence et devient même très-opaque : quand on la jette sur un charbon rouge, elle y fond entièrement, pres-que sans crépiter (1); ce qui la distingue de la mucosité, qui crépite beaucoup en brûlant, se raccornit en se carbonisant, et donne une odeur ammoniacale.

---

(1) Si elle crépite un peu, c'est qu'elle se trouve unie avec de la mucosité.

Des causes de l'humeur glaireuse.

Les causes de l'humeur glaireuse sont ou physiques ou morales ; les unes et les autres agissent ou en rendant les digestions imparfaites, ou en forçant à refluer sur le centre la matière de la transpiration, qui, comme je l'ai déjà dit, y est coagulée par un acide dont l'existence avait été soupçonnée par le célèbre chimiste de Lavoisier.

L'air trop épais et marécageux, l'eau stagnante, celle qui tient en dissolution beaucoup de matière argileuse ou d'une qualité également relâchante ; les boissons rafraîchissantes ou acides, telles que la bière blanche, le cidre, la limonade ; les farineux, comme les pois, les fèves, les haricots secs, et autres végétaux du même genre : telles sont les causes physiques de la formation des glaires, que favorisent aussi la trop grande application à l'étude, les excès des plaisirs, surtout ceux, sans doute bien dangereux, de l'onanisme, et les affections de l'ame propres à ralentir les mouvemens du cœur ou à serrer cet organe, comme le chagrin vif, un sentiment de crainte beaucoup trop prolongé : je comprends ces dernières causes parmi les morales.

Je le répète, les unes et les autres agissent sur l'estomac, qu'elles affaiblissent ; ce qui met ce viscère dans l'impossibilité de digérer parfaitement : elles agissent également sur les pores et les conduits excréteurs, que les glaires oblitèrent.

Le tempérament et l'âge contribuent encore à la formation de cette humeur : voilà pourquoi le phlegmatique ou pituiteux, et après lui le mélancolique, à toutes les époques de la vie, et le sanguin dans la vieillesse, en sont le plus tourmentés : aussi sont-ils le plus sujets aux catarrhes, aux rhumatismes, à la goutte, en un mot, aux maladies provenant d'une transpiration peu abondante (1).

On peut croire sans peine que l'eau et l'air chargés de particules grossières, de substances froides, ou contenant une grande quantité de mucilage, peuvent donner lieu ou contribuer à la formation des glaires : mais on conçoit avec plus de difficulté comment la trop grande appli-

---

(1) Le bilieux est celui qui est le plus doué d'énergie ; aussi dégénère-t-il le moins vite ; *ce qu'il doit à la prédominance* de l'humeur, dont il tire son nom.

cation à l'étude , les peines vives de l'âme et les excès des plaisirs, peuvent produire les mêmes effets. C'est ce que j'ai essayé d'expliquer dans celui de mes ouvrages dont j'ai déjà dit que cette brochure était extraite (1). J'engage donc les personnes qui auraient quelque raison d'attribuer la présence de cette humeur à un travail du cabinet trop assidu, à des chagrins violens, ou à des plaisirs excessifs, à lire cet ouvrage depuis la page 8 jusqu'à la page 16.

Considérations sur les tempéramens.

La structure de l'homme ne diffère point, quel que soit le climat où il prenne naissance : néanmoins chaque individu de son espèce a sa manière d'être particulière, dépendante de la combinaison des principes qui entrent dans sa composition , de l'union et de l'accord de ces principes, tant solides que liquides. C'est sur cette opinion que les anciens ont cru devoir fonder la division des tempéramens en autant de classes qu'ils distinguaient d'humeurs. Mais, ainsi que je l'ai dit dès la 1re édition du même

---

(1) Le *Traité des glaires.*

traité (1), je pense qu'il convient mieux de n'admettre que quatre genres de tempéramens, lesquels peuvent éprouver des modifications ou bienfaisantes ou nuisibles, suivant les circonstances dans lesquelles on se trouve placé, sans que, dans le dernier cas, aucun d'eux cesse d'appartenir à son genre, et même sans perdre beaucoup des signes qui les distinguent (2).

Ces quatre genres de tempéramens sont le sanguin (chaud et humide), le bilieux (chaud et sec), le mélancolique (froid et sec).

Le quatrième est celui que les anciens ont nommé pituiteux ou phlegmatique; je l'appelle pituiteux ou glaireux, parce qu'il y a identité entre la pituite, le phlegme et les glaires; ils l'ont qualifié, avec raison, de froid et humide: il est, sans contredit, le plus mauvais de tous; c'est celui qui est le plus souvent atteint des maladies qui sont le produit du dérangement des fonctions de la peau et de l'appareil digestif: aussi les autres ne peuvent-ils s'en rapprocher que par suite d'une dégénérescence. On le reconnaît à une peau blanche, à un teint et à

____

(1) *Des Glaires.*

(2) Il faut aussi lire mes *Lettres sur les dangers de l'onanisme.*

des lèvres pâles ou d'un jaune plus ou moins
foncé , à une bouche presque toujours fade
et pâteuse , à une haleine aigre. Pour peu que
l'athmosphère où vivent les individus doués de
ce tempérament soit humide , qu'ils éprouvent des chagrins , qu'ils mènent une vie sédentaire , leur respiration devient gênée , leur
voix s'enroue , les bronches se surchargent de
matières épaisses et collantes , dont ils ne se dé-
barrassent le plus souvent qu'à la suite de toux
fatigantes : il en est même qui en remplissent
tous les matins, et dans le courant de la journée,
de grandes jattes. Ils éprouvent la plupart du
temps des palpitations de cœur. Les acides et
les crudités leur sont contraires ; les viandes
blanches , les farineux ne se digèrent presque
jamais, sans qu'ils aient à se plaindre d'un sentiment douloureux au creux de l'estomac; et
lors même qu'ils choisissent avec soin leurs alimens , leurs digestions n'en sont pas moins imparfaites et pénibles ; elles sont même quelquefois accompagnées de coliques , qui ne cessent
que lorsqu'ils ont rendu beaucoup de vents par
en bas, et quelquefois par la bouche ; ils ont de
fréquentes migraines , et sont alternativement
sujets à la diarrhée et à la constipation. Leurs
urines sont très-souvent chargées d'un nuage

grisâtre et épais, et entraînent, à la suite de maux de reins, des sables ou graviers. Leurs nerfs sont en général très-irritables; ce qui les rend tristes et d'une sensibilité si grande, que le moindre événement les affecte, qu'ils n'ont point de stabilité dans leurs décisions, que leurs idées sont incohérentes, que, presque toujours plongés dans une mélancolie profonde (1), et occupés des maux qu'ils éprouvent ou qu'ils appréhendent, ils sont incapables d'opérations difficiles. Plusieurs ne songent qu'au suicide; quelques - uns y succombent : aussi rien ne peut-il les récréer; ils n'ont ni le courage ni même le désir de tirer parti des situations les plus heureuses; la solitude est pour eux un besoin, la nonchalance un penchant qu'ils ne peuvent vaincre, et le mouvement un supplice.

Je le répète, ce tempérament est le plus mauvais de tous; j'ajouterai même qu'il se trouve, tant au moral qu'au physique, presque continuellement en état de maladie, ou du moins est-il plus qu'aucun autre disposé à céder aux moindres circonstances qui peuvent troubler

____

(1) Le mot mélancolie est synonyme du mot anglais *spleen*. Voyez celui de mes ouvrages qui a pour titre : *Des fonctions de la peau, et des maladies graves qui résultent de leur dérangement.*

l'harmonie. Froid et humide, le glaireux se plaint sans cesse d'être glacé. J'en traite en ce moment plusieurs qui, dans l'été le plus chaud, craignent de s'éloigner du feu : aussi, comme je l'ai déjà dit, les autres tempéramens ne peuvent-ils s'en rapprocher que par suite d'une dégénérescence, dont le danger est en raison des degrés qu'elle aura parcourus. Parmi les causes qui peuvent la produire, il en est qui agissent avec tant de promptitude, qu'elles mettent en défaut le praticien le plus exercé, et toutes ont pour résultat le dérangement des fonctions de la peau et de l'appareil digestif (1).

De toutes les observations qui m'ont paru propres à confirmer l'exactitude des signes que je viens de décrire, il en est peu de plus intéressantes que celle qui va suivre, et que j'ai cru devoir copier textuellement dans mon *Traité des glaires.*

« Je suis âgé de trente ans, et attaqué, depuis l'âge de vingt, d'une pituite opiniâtre qui apparaît constamment deux fois par jour et en abondance le matin, à mon réveil, quelquefois deux

____

(1) Voyez ce que je dis à ce sujet dans celui de mes ouvrages qui a pour titre : *Lettres sur les dangers de l'onanisme,* page 112.

ou trois heures plus tard, mais toujours avant le dîner, quelquefois même immédiatement après; et cela sans avoir fait le moindre excès dans le boire ni le manger.

» Le plus souvent, trois ou quatre heures après mon dîner, sans doute au moment où la digestion s'achève, j'éprouve les plus grands malaises, dont j'ai à me plaindre depuis mon enfance, ainsi que des bâillemens qui précèdent l'expectoration de cette pituite, ou qui arrivent après. Il est à remarquer aussi qu'alors il monte dans ma bouche une quantité de salive, tantôt grasse, tantôt liquide, épaisse, gluante ou fade, et que je m'efforce de cracher quelque-fois pendant une demi-heure. Cet accident se renouvelle jusqu'à trois fois par jour. A peine ce crachement est-il achevé, que j'éprouve une souffrance générale, comme pesanteur de tête, migraine, rupture de tout le corps, la bouche mauvaise et pâteuse, des dégoûts et des lar-moiemens considérables; il me sort aussi par le nez une grande quantité d'eau; l'appétit ne se fait jamais sentir; la langue est blanche et char-gée, malgré l'attention que j'ai eue de me pur-ger deux fois par an, depuis que j'habite ce pays. J'ai pris les eaux de Miers pendant la saison, avec tout le régime nécessaire : les eaux me soulagent, à la vérité, mais ce n'est que pendant le temps que je les prends, ou un mois tout au plus depuis quelques années.

» Les incommodités dont je viens de vous faire le tableau se renouvellent à chaque saison. Ma peau, depuis les premières atteintes, a été presque constamment sèche ; je ne vais que très difficilement à la garde-robe.

» J'ai eu les fièvres, il y a quatre ans, au mois de juin 1817; elles me durèrent trois mois, pendant lesquels je fus purgé, saigné et traité par différens moyens. Mon médecin me faisait espérer que cette crise me délivrerait de mes infirmités ; mais à peine la fièvre eut-elle cessé, que cette pituite reparut comme à l'ordinaire. Du reste, je n'ai point essuyé depuis aucune forte maladie, comme fièvre maligne, putride, etc. Je tiens d'une famille saine ; beaucoup de mes parens ont vécu très-âgés; je parais moi-même bien constitué.

» Je ne vous dissimulerai pas que ma jeunesse a été très-ardente, et que j'ai peut-être commis des fautes qui ont pu contribuer au délabrement de ma santé, qui, depuis trois ans surtout, a tellement décliné, que la vie m'est devenue insupportable. D'ailleurs, l'idée

que ma guérison est impossible, est pour moi
accablante.

» J'ai, vous l'imaginez bien, consulté plusieurs
médecins, qui n'ont vu pour cause de mes maux
qu'une humeur pituiteuse ou glaireuse qu'ils
n'ont pu combattre. L'estomac est languissant,
sans activité, froid; il me semble qu'il n'a jamais
de ton. J'éprouve, comme je viens de le dire,
des dégoûts; et pour peu que je mange, je sens
presque toujours le poids des alimens, avec
gonflement et douleur dans les hanches; ma
tête est prise pour plusieurs heures; toute la
journée j'éprouve des rapports et des flatuosités;
il me semble que rien ne se digère. Tout l'hiver
dernier, cette pituite s'est présentée sous une
forme nouvelle : elle s'annonçait, plusieurs
heures avant, par beaucoup de rougeur et de
chaleur au visage; bien avant de la cracher,
j'éprouvais un grand froid à la plante des pieds,
ainsi que dans les jambes; un mal de tête douloureux; le cou, la nuque et les épaules me
faisaient également souffrir.

» Je suis quelquefois sujet à des bourdonne-
mens d'oreilles, ainsi qu'à un état de langueur
et de maladie habituel, qui durent trois ou
quatre heures après mon dîner; souvent même
je me sens fatigué toute la matinée; mon teint

est pâle et livide, blême ou flétri; mes yeux
sont abattus et troubles, et mes forces anéan-
ties. Je me lève assez ordinairement dans un
état de faiblesse, de langueur et d'engourdisse-
ment; je suis forcé de marcher courbé, et de
m'asseoir à chaque instant, comme si j'avais
couru la poste; et quoique j'aie peu soupé, je
sens mon estomac plein et languissant; j'y
éprouve des tiraillemens; ma tête est lourde;
je suis comme assoupi, préoccupé; ma bouche
est mauvaise, pâteuse, blanche, puante, char-
gée, et quelquefois d'une sécheresse aride et
privée de salive; la plante de mes pieds est si
froide, que le plus grand feu ne peut la ré-
chauffer; je suis presque toujours constipé.
Souvent, deux ou trois heures avant de rendre
la pituite dont je vous ai parlé plus haut, il
s'empare de moi une noire et sombre mélancolie, faiblesse de vue, comme éblouissement
qui ne finit pas, même après que l'expectoration a eu lieu, et, en général, dans l'hiver, et
surtout pendant le dernier qui a été très-rude.
Pour peu que je m'approche du feu, il me
monte à la tête des feux qui me fatiguent con-
sidérablement.

» Si je ne prenais quelque chose pour arrêter
l'expectoration de la pituite, ce qui m'épuise-

rait beaucoup, j'en aurais la bouche toujours
pleine. Cette pituite, qui est tantôt grasse, tantôt liquide, épaisse, salée, se réduit en eau,
et tache le plancher, après s'être présentée sous
la forme d'eau verdâtre, roussâtre, collante et
gluante. Je croyais que cette infirmité n'était
ordinaire que dans un âge avancé. A cette in-
commodité, se joignent des hémorroïdes san-
guines qui me tourmentent beaucoup, et qui
fluent le plus souvent, mais qui, avant de fluer,
se portent à la tête, me causent beaucoup d'inquiétude, comme des vertiges, des éblouisse-
mens, et m'occasionent des douleurs, des élan-
cemens et des chaleurs terribles dans les reins,
où toute la chaleur du corps semble être con-
centrée. Cet état, tout-à-fait triste pour moi, est
toujours accompagné d'un assoupissement; le
sommeil est nul ou troublé par des songes et
des rêves inquiétans et fâcheux; mon imagina-
tion est tantôt exaltée, tantôt éteinte : l'été
même, j'ai la respiration très-gênée. Lorsque
le flux a lieu, tous les accidens diminuent
et se terminent par des douleurs sourdes
dans les reins et au fondement; douleurs que
je n'éprouve jamais, à la vérité, qu'après avoir
été à la garde-robe, mais qui me forcent de
rester un quart d'heure assis. Depuis deux ans,

le mal semble s'être aggravé. J'ai toujours la précaution de me purger de temps à autre, mais je n'en éprouve aucun soulagement ; il me semble, au contraire, que cela me met dans un état de maladie qui me dure plusieurs jours.

» Au commencement de ce printemps encore, j'ai pris cinquante grains d'ipécacuanha, et le surlendemain une médecine en règle : ni l'un ni l'autre de ces moyens n'ont produit l'effet que j'avais droit d'en attendre ; et, malgré tout ce que j'ai fait jusqu'ici, mon mal n'a fait qu'empirer.

» J'oubliais de vous dire que depuis très-long-temps, et dans toutes les saisons, j'ai toujours eu sur le corps, et la poitrine surtout, même sur la figure, des boutons assez nombreux, sensibles, rouges d'abord, qui avant de se dessécher, deviennent blancs ; à peine quelques-uns sont-ils disparus, que d'autres reparaissent.

» L'exercice est un précepte de santé pour moi, que j'ai mis et mets toujours en usage autant que je peux ; mais après une heure de promenade, je suis toujours fatigué à ne pouvoir plus me tenir debout ; je m'enrhume très-aisément : aussi évité-je avec soin les endroits humides. »

J'ai déjà parlé des effets souvent heureux produits par la fièvre, et j'ai dit qu'il pouvait résulter de cet état de crise, de cet effort de la nature, la résolution de la matière des empâtemens ou universels ou partiels qui se rencontrent dans les maladies chroniques, toujours plus ou moins compliquées de l'affection des nerfs. Il y avait lieu d'espérer de la faire tourner à l'avantage de ce malade; mais pour que cela arrivât, il fallait se dispenser de diminuer le volume du sang; diminution qui ne devrait jamais être prescrite que lorsqu'il existe une inflammation telle qu'elle fasse appréhender ou la rupture des vaisseaux sanguins ou la gangrène, mais toujours dangereuse dans l'état contraire. D'ailleurs, il n'y avait rien de mieux à faire que de combattre la pituite ou les glaires dont l'estomac et les intestins se trouvaient surchargés, ainsi que le démontraient les vomissemens et la constipation qui fatiguaient le malade depuis long-temps. Je portai également mon attention sur l'âcreté de son sang, âcreté que rendaient évidente les boutons qui se manifestaient sur toutes les parties de son corps au commencement de chaque saison; et quoique ce jeune homme n'eût point osé m'avouer (ce qu'il a fait depuis sa guérison,) qu'il s'était livré à l'onanisme dans un âge peu avancé, je crus devoir lui attribuer en partie les accidens dont il me fit la description. Je ne m'attachai donc pas seulement à évacuer peu à peu l'humeur glaireuse par les selles ; je lui prescrivis des dépuratifs, une nourriture fortifiante, mais légère; du vin vieux, et d'une bonne qualité, dont il buvait de temps à autre, à chaque repas, la moitié d'un verre pur ; je jugeai aussi nécessaire qu'il montât à cheval, le matin surtout, et qu'il recourût à tous les moyens propres à accélérer le mouvement des fluides et à en combattre la viscosité.

Je pourrais ajouter à ce fait une foule d'autres également extraits de ma correspondance, et dont la plupart se trouvent décrits dans mon *Traité des glaires* ; mais il me paraît suffire pour donner une idée exacte du tempérament qui doit son caractère à cette humeur, pour prouver à ceux qui n'auraient point lu ce *Traité*, jusqu'à quel point elle est dangereuse, et combien on doit s'étonner de rencontrer de temps à autre des hommes assez peu instruits pour lui contester ses facultés morbides, et pour assurer qu'il y a identité entre elle et la substance visqueuse et douce que sécrètent les membranes muqueuses dans l'état naturel ; substance qui, comme

je l'ai déjà dit, les lubrifie, et facilite ainsi
l'exercice de leurs fonctions. Il était tout simple que de cette erreur découlât une assertion
dont je vais également démontrer la fausseté
par l'assertion des de Sauvages, des Lieutaud,
des Barthez, des Pinel, médecins justement célèbres, et par conséquent dignes de confiance :
je veux parler de la difficulté que les mêmes
hommes opposent à l'admission du mot *glaires*
et de sa maligne influence. J'ai donc deux questions à résoudre. La première est relative à cette
admission sanctionnée déjà depuis long-temps
par l'autorité des quatre savans célèbres que je
viens de citer ; et la deuxième à sa non-identité
avec la bienfaisante mucosité.

PREMIÈRE QUESTION.

Existe-t-il une humeur considérée comme
cause de maladies, et à laquelle la dénomina-
tion de glaires appartienne depuis long-temps ?
Peut-être pensera-t-on que j'aurais dû dédaigner de répondre à cette question déjà résolue
affirmativement ; mais comme on la reproduit
tous les jours, et en présence de personnes tout-
à-fait étrangères à la médecine, je ne puis m'en
dispenser : je prie donc le lecteur de prêter quelque attention à ce qui va suivre.

Si l'on consulte le *Dictionnaire de Santé* (1), on y lit, page 408, « qu'on entend par *glaires* une humeur gluante et visqueuse, sorte de mucosité engendrée dans le corps humain par quelques causes morbifiques ; que les *glaires* se forment ordinairement dans l'estomac, et y occasionent des pesanteurs, des faiblesses, et plusieurs autres maux ; que leur présence y est reconnue lorsqu'on est sujet à beaucoup de pituite (2) ; que l'on a, comme je l'ai dit plus haut, l'estomac froid, paresseux, des maux de cœur fréquens, des envies de vomir, beaucoup de vents, et que les matières excrémentitielles sont chargées de cette humeur. »

Il est aussi dit, page 410, « que quand les *glaires* se sont amassées dans l'estomac, elles passent bientôt dans le sang, et qu'elles causent différens ravages, selon les parties qu'elles attaquent ; mais que c'est surtout aux reins et à la vessie qu'elles s'attachent, et qu'on reconnaît leur présence dans la vessie, à une chaleur extraordinaire dans la partie, à une difficulté d'uriner, qui oblige l'urine à sortir goutte à goutte ; à la

(1) Imprimé en 1760, 2 vol. in-8°.

(2) Je l'ai déjà dit, il n'y a point de différence entre la pituite, ce qu'on nomme phlegme, et l'humeur glaireuse.

présence de matières *glaireuses* dans les urines;
aux douleurs vives que l'on ressent à ces parties,
sans aucune marque d'inflammation ni de
fièvre. »

Il est encore dit, page 62 du même ouvrage,
« que l'asthme humoral s'annonce par une difficulté de respirer, avec sifflement, par des crachats épais, par une pesanteur considérable à
la poitrine, et par l'inspection du tempérament,
qui est gras, pituiteux, et sujet à rendre beaucoup de *glaires*. »

Page 413 : « que ce sont des *glaires* et le reste
des alimens qui entrent en fermentation, et qui
produisent dans l'estomac ce sentiment de gonflement que l'on ressent aussitôt après avoir
mangé ou quelque temps après. »

En parlant de la diarrhée qui atteint les nouveaux arrivés à Paris, les auteurs du même Dictionnaire disent, page 105, « qu'il leur survient
une diarrhée séreuse, et quelquefois dyssenté-
rique; que dans cette maladie ils rendent des
glaires et du sang (1). « Selon eux, les amas *glaireux* qui se trouvent dans l'estomac doivent être

____

(1) J'aurai occasion de parler de la faculté corrosive
qu'acquiert souvent l'acide qui coagule la matière transpirable, acide dont j'ai déjà dit que l'existence était démon-

placés parmi les causes de la lipothymie, de cette maladie qui s'annonce par une diminution subite des forces du corps, accompagnée d'un pouls petit et languissant, d'une respiration presque insensible, d'une pâleur et d'une froideur aux mains, aux pieds et au visage.

M. Lieutaud place l'humeur *glaireuse* parmi les causes de la colique néphrétique (1).

M. de Sauvages a fait des maladies *glaireuses* une classe particulière; c'est la onzième. Je ne donne point ici le nom de chacune, parce que j'indique dans l'ouvrage où j'ai traité de cette humeur, le volume et la page de sa *Nosologie méthodique* (2), où ces maladies se trouvent décrites. Je me bornerai donc à dire que ce célèbre professeur reconnaît une anorexie pituiteuse (absence d'appétit), qu'il appelle également estomac *glaireux*, tome II, page 557; il reconnaît aussi une colique *glaireuse*, même tome, pages 5 et 12; une pyurie visqueuse; écoulement par le canal de l'urètre, qu'il nomme *glaires* des reins.

trée par la couleur rouge que prennent les couleurs bleues végétales, lorsqu'on y répand un linge trempé de la sueur de personnes éminemment glaireuses.

(1) *Précis de médecine*, page 360.

(2) *Nosologie méthodique*, 3 vol. in-8°.

Il est donc bien démontré que de Sauvages a donné au mot glaires l'acception véritable, et qu'il regarde cette humeur comme cause de maladies.

Dans ses *Consultations de médecine*, pag. 542, le professeur Barthez rapporte l'histoire d'un malade qui depuis trois ans était sujet à une diarrhée *glaireuse*, que fit cesser l'application d'un cautère à la jambe (1). Cette diarrhée était accompagnée de deux infirmités : l'une était un poids excessif que le malade sentait sur l'estomac dès qu'il avait mangé, et qui ne se dissipait que quatre heures après avoir dîné, et deux heures après son souper ; l'autre était un sentiment de tension, et comme de crampe, que le malade éprouvait au front et aux orbites, dès qu'il s'occupait un instant à lire ; ce qui le força d'abandonner la lecture. Selon Barthez, la cause de ces infirmités était un état nerveux de toute la constitution, et particulièrement de l'estomac : ce viscere lui paraissait embarrassé d'humeurs *glaireuses*, semblables à celles que le

---

(1) Ce cautère n'a pu agir qu'en attirant sur le point où il était placé un principe âcre qui, agissant comme stimulus, faisait affluer la matière transpirable sur le tube intestinal, matière qui s'y épaississait et formait la diarrhée.

malade rendait par le flux diarrhéique qui avait duré trois ans. Le même savant dit encore, *ibid.*, page 169, qu'il considère les *glaires* comme indiquant la difficulté du cours de la bile. Il adopte encore la même expression, *ibid.*, pages 22 et 240. Barthez eût été plus exact, s'il eût dit : Comme cause de la difficulté du cours de la bile.

Pinel, mort médecin de la Salpétrière, membre de l'Institut royal de France, membre de la Société centrale et du Comité de vaccine, près le ministère de l'Intérieur, professeur à l'Ecole de Médecine de Paris, et l'un des collaborateurs de l'*Encyclopédie méthodique*, s'exprime ainsi à l'article *Glaires* : « Lorsque la sérosité est dans une proportion convenable, elle rentre dans les bornes de la santé ; mais il y a des personnes où cette sérosité surabonde, soit parce qu'elles réunissent tous les caractères du tempérament pituiteux, soit parce qu'elles mènent une vie sédentaire ; l'estomac, l'arrière-bouche sont plus ou moins chargés de *glaires* qui abondent, si l'on fait usage d'alimens visqueux : il résulte souvent de ces causes un afflux incommode d'humeurs *glaireuses* qu'on rejette par la bouche, qui s'y portent quelquefois en abondance pendant la nuit, et dont on cherche à les délivrer par divers remèdes. »

Pinel a dit depuis que, « dans la seconde époque de la dyssenterie simple, la matière des déjections est plus abondante, plus *glaireuse* et plus consistante (1).

Goett-Lieb-Vogel, professeur de médecine à Rostock, fait mention, dans celui de ses ouvrages qui traite de l'onanisme, de plusieurs maladies qui sont occasionées par l'humeur *glaireuse*.

Je crois m'être suffisamment étayé de l'expérience d'hommes sans doute bien recommandables, pour prouver que le mot *Glaires* doit être admis, et qu'il donne lieu à des accidens plus ou moins graves. Il me reste encore à prouver que cette humeur diffère de celle que sécrètent les membranes muqueuses dans l'état naturel.

---

(1) Collègue pendant 24 ans de ce savant homme, en ma qualité de membre de la Société et du Comité central de vaccine près le ministère de l'Intérieur, j'ai eu souvent l'occasion de m'entretenir avec lui des affections occasionées par la glaire; humeur qu'il regardait comme souvent dangereuse, ainsi que les autres savans que j'ai cités plus haut.

Réponse à la deuxième question.

Si je devais dédaigner de répondre à la première question, il n'en est pas de même de celle-ci, dont la solution est d'autant plus importante, qu'elle mettra les jeunes praticiens éternellement en garde contre une erreur qui peut avoir les conséquences les plus funestes, puisque, en l'adoptant, ils traiteraient avec les mêmes remèdes des maladies produites par des causes tout-à-fait opposées, et conseilleraient l'usage des toniques, lorsque celui des émolliens se trouverait seul indiqué.

L'humeur glaireuse résulte donc, ainsi que je l'ai dit au commencement de cet ouvrage, de digestions imparfaites, de la sueur ou de la transpiration insensible, forcée de rétrograder et de se condenser : elle est formée de cette partie des alimens qui, dans le travail de la digestion, se sépare du principe nutritif, de la matière des selles, et de celle des urines. Cette humeur est donc d'autant moins abondante, que l'estomac et ses accessoires jouissent d'une plus grande énergie, et qu'elle peut plus aisément traverser les vaisseaux les plus déliés, pour s'exhaler par les pores de la peau, par les organes de la respiration, ou s'écouler par les voies urinaires.

Je ne rapporterai point ici tout ce que j'ai déjà dit dans mon *Traité des effets des Glaires* ; ils doivent paraître trop désastreux à ceux qui ont lu ce qui précède, pour qu'ils ne rejettent pas bien loin l'idée de son identité avec celle que sécrètent dans l'état ordinaire les membranes, à la lubrifaction desquelles elle sert incontestablement, qui doit par cela même être respectée, et qui est toujours en moins grande quantité que le pensent ceux qui ne veulent jamais voir que de la mucosité, lors même que ces membranes se trouvent enflammées (1) ; état qui peut devenir bientôt alarmant, si l'on ne s'empresse de recourir aux émolliens, aux rafraîchissans, aux acides même ; autant de moyens capables d'aggraver les accidens occasionnés par la glaire, en augmentant sa densité, et en rendant plus difficile à vaincre la cause débilitante qui a donné lieu à sa formation, et qui ne cesse d'agir.

---

(1) Toute inflammation d'une glande quelconque entraîne le changement de sécrétion dans l'organe affecté. *Élémens de physiologie*, tome 1ᵉʳ, page 449 ; par Anthelme Richerand.

S'il se trouvait quelques hommes qui voulussent absolument qu'il existât de l'analogie entre l'humeur muqueuse et l'humeur glaireuse, je leur répondrais d'abord que leur assertion est très-gratuite, et je leur dirais ensuite, avec le même professeur Richerand, *que pour être analogues, deux choses ne sont pas identiques; que l'esprit humain, naturellement paresseux, aime à trouver des analogies qui soulagent sa faiblesse et lui épargnent la peine de rechercher les différences* (1), ou sont, au surplus, les expériences faites jusqu'ici pour s'assurer de l'identité de la glaire et de la mucosité. Quelques recherches que j'aie pu faire, je n'ai vu nulle part que ces deux humeurs aient été soumises à une analyse comparée; ce qui vient sans doute de ce qu'on n'a point jugé devoir s'en rapporter à une pareille épreuve, pour prononcer sur une question aussi importante.

Je ne puis pourtant me défendre de parler ici d'un essai dont le désir d'établir la différence qui existe entre ces deux humeurs, m'a suggéré l'idée; il est facile à répéter; le voici :

Le mucus fourni par les narines d'une per-

______

(1) *Nouveaux Élémens de physiologie*, tome Ier, p. 456.

sonne dont la membrane pituitaire n'est aucu-
nement irritée, est sans mélange (1), et c'est le
seul qui puisse l'être, et que l'on puisse se procurer; il en est de même de l'humeur glaireuse
que l'on crache en flocons ou grumeaux : si
vous jetez ces deux humeurs sur deux charbons
rouges, il émane, comme je l'ai déjà dit, de
celle qui est muqueuse une odeur ammoniacale, tandis que le flocon glaireux n'en donne
d'aucune espèce. Si l'on examine en même
temps ce qui se passe de part et d'autre, on
verra que la matière muqueuse, de même que
toutes les substances animales, crépite, se raccornit en se carbonisant, tandis que la glaire
se colle, pour ainsi dire, sur le charbon, bouil-
lonne en s'évaporant, et ne produit presque
point de crépitation.

On sait fort bien que l'humeur excrétée dans
l'état naturel, par les glandes des membranes
qui revêtent l'intérieur des narines, de l'arrière-
bouche, du conduit alimentaire, du larynx,
de la trachée-artère et des bronches, l'intérieur
de la vessie, de l'urètre, du vagin, de l'utérus,
est entièrement muqueuse; mais lorsque son

---

(1) On ne peut tenter cette expérience qu'avec celui
qui se trouve condensé sur la surface de cette membrane.

excrétion passe les bornes ordinaires, qu'on vomit une quantité considérable de matière visqueuse et collante, que cette matière forme une grande partie des selles ou de l'urine, peut-on raisonnablement assurer que de semblables évacuations sont purement muqueuses, et qu'elles n'ont rien que de très-naturel?

Au moment où je relisais cet article, afin de le livrer pour la première fois à l'impression, il est entré chez moi un homme de 40 ans, qui m'a assuré que depuis 14 ans il vomissait chaque matin environ une pinte de matière glaireuse. «Je ne peux déjeuner, me dit-il, qu'après la cessation de ces vomissemens, que je provoque en mettant mes doigts dans ma bouche, et en les enfonçant jusqu'aux amygdales; ma peau est constamment sèche ; je ne transpire qu'avec la plus grande difficulté (1).

Ce que dit Pinel, *Encyclopédie méthodique*, article *Glaires*, prouve évidemment qu'il ne doute point que cette humeur ne soit formée de la matière transpirable, et qu'elle ne diffère de la mucosité. Voici comment il s'exprime : « Il est facile de voir que, quand on veut remonter

---

(1) On lit ce fait très-détaillé dans mon *Traité des Glaires*, depuis la page 279 à 243.

au principe même de ces indispositions, on ne peut indiquer de moyen plus efficace que l'exer-cice du corps pour consumer toutes les séro-sités abondantes. » Xénophon faisait un devoir si exprès de la gymnastique aux anciens Perses qui se destinaient à l'art militaire, qu'il voulait qu'ils regardassent comme une chose honteuse de cracher et de se moucher, comme si ces excrétions étaient une preuve qu'ils ne me-naient point encore une vie assez active. Un autre moyen, ajoute Pinel, de remédier à cette surabondance d'une *excrétion* glaireuse, est l'usage des toniques (1).

Si Pinel avait rédigé de nouveau cet article, il y aurait fait sans doute des changemens. Je le lui ai dit plusieurs fois. Il se serait gardé surtout de prescrire, pour combattre les glaires, les to-niques seuls qui peuvent en fort peu d'instans échauffer beaucoup trop et fatiguer les organes, ainsi que je le lui ai observé ; tandis qu'en les unissant à des purgatifs les glaires s'évacuent

______

(1) Xénophon n'ignorait donc pas que lorsque les glandes de la membrane pituitaire, ou celles des bronches, excrètent une matière visqueuse et gluante en plus grande quantité que dans l'état naturel, ce ne pouvait avoir lieu que parce que l'exhalation de la matière transpirable par les pores cutanés, est moins abondante; ce qui lui donnait la mesure

en même temps que les solides se fortifient (1) ;
ce qui permet d'en continuer l'usage un temps
proportionné à la gravité de la maladie, qui
quelquefois est fort longue.

D'après tout ce que j'ai dit jusqu'ici, et que
je ne fais qu'ajouter à ce qu'on lit dans mon
Traité des Glaires ; je me flatte qu'on croira sans
peine que la sueur, ou la transpiration insensible, forcée de rétrograder et de se porter partout où il s'établit un foyer d'irritation, forme
les glaires, par conséquent la matière des vomissemens ou de la diarrhée. Ce qui ne permet
pas d'en douter, c'est la sécheresse de la peau,
toujours remarquable chez les personnes qui
sont sujettes à ces sortes d'accidens. Aussi serait-
il bien absurde de confondre cette humeur avec
la mucosité, qui est aux membranes ce qu'est
la synovie aux capsules articulaires, et qui est
si peu abondante, que s'il était possible de la
recueillir, on n'en trouverait point assez pour la
soumettre à l'analyse. Certes, les médecins qui
ont traité M. le sénateur C........, mort, il y a

de l'activité de ceux qui se destinaient à la profession des
armes.

(1) Il sera question d'un mélange de ce genre, lorsque
je parlerai des indications à remplir pour combattre les
glaires.

quelques années, d'une espèce de catarrhe de la vessie (1), n'ont point considéré comme une excrétion naturelle aux membranes de ce viscère, l'énorme quantité de glaires qu'il rendait depuis long-temps, et qui forma, pendant les trois derniers mois de sa vie, le quart du volume de ses urines. Plus de deux livres de cette matière furent recueillies par son collègue, M. le docteur et sénateur Darcet, qui mourut trois mois après, sans en avoir fait l'analyse, ainsi qu'il me l'avait promis.

Je viens de dire que la matière de la sueur ou de la transpiration insensible se portait partout où il existe un foyer d'irritation. J'ajouterai que l'action stimulante des vices psorique ou dartreux, les rend capables de produire ce désordre, et qu'il en sera de même lorsqu'un corps se portera dans la vessie.

Une pierre énorme, et dont la surface présentait un grand nombre d'inégalités, existait chez ce malade : il n'est donc pas étonnant qu'elle ait irrité, en les désorganisant, les membranes de la vessie, de manière à y faire aborder une humeur qu'on ne pouvait, sans

____

(1) On trouva dans la vessie une pierre très-volumineuse, et présentant plusieurs inégalités.

faire preuve d'ignorance, regarder comme entièrement muqueuse.

Je pense avec Pinel que « les membranes de ce nom, quelles que soient leurs positions et leurs variétés, ont des propriétés communes sans doute à l'analogie de leur structure et de leurs fonctions. J'ajouterai même qu'elles seules ont la faculté de séparer l'humeur muqueuse de la masse des fluides. Mais ces mêmes membranes ne donnent-elles jamais asile, ou ne permettent-elles jamais aussi à d'autres humeurs de traverser les divers plans dont elles sont composées ? *Leur tissu lâche et spongieux* ne les rend-il pas, au contraire, incapables de s'opposer à la filtration d'une matière distincte de celle qu'elles sécrètent dans leur état naturel ? Environ cinquante livres d'humeur glaireuse, rendues dans le court espace de trois mois, ne sont pas, à mon avis, une excrétion plus naturelle aux membranes de la vessie, que la matière qui trouble l'urine les jours critiques de la fièvre adénoméningée, et qui disparaît toujours lorsque des sueurs copieuses terminent la maladie.

Une dame de Montpellier m'écrivait il y a quelques années : « Je suis tourmentée depuis deux ans, ou d'un rhume de cerveau, ou d'une

diarrhée glaireuse que j'attribue à la suppression d'une sueur que j'ai toujours eue sous les
aisselles et aux aines. Je ne me portais jamais
mieux que lorsque cette transpiration était
abondante ; mais depuis qu'elle n'a plus lieu
je me trouve malheureuse ; parce que je suis,
en outre, sujette à de fréquens maux de tête, et
que souvent au rhume de cerveau succède celui
de poitrine ; ce qui me fait beaucoup souffrir. »

Un homme, âgé de 40 ans, suait depuis
long-temps des pieds. Obligé de travailler pendant plusieurs jours de suite dans des lieux
froids et humides , cette sueur se supprima, et
de suite il fut atteint d'une diarrhée glaireuse,
qui n'a cessé que lorsque la sueur s'est rétablie
entièrement aux mêmes parties (1).

Une dame de Boulogne m'écrivait aussi il y a
quelques années : « Personne n'est plus que

---

(1) Les fleurs blanches résultent également de la matière
de la transpiration répercutée et fixée sur les glandes de la
matrice d'où elle exsude. Comme j'ai traité ce sujet *ex pro-*
fesso, dans un ouvrage qui a pour titre : *de l'Identité de*
deux maladies trop souvent considérées comme le produit
d'une conduite irrégulière , ou de la gonorrhée bénigne et
des fleurs blanches, je ne citerai ici aucun fait qui y ait
quelques rapports : la gonorrhée est aussi très-souvent le
résultat de la même suppression.

moi sujette aux glaires ; si la sueur se supprime, et que j'aie les pieds humides , il en résulte un éternuement avec des eaux claires , qui corrodent les parties sur lesquelles elles découlent : cela continue pendant deux ou trois jours. Au bout de ce temps , il me survient une toux qui me suffoque , m'ôte la respiration , et me fait faire beaucoup d'efforts pour rendre mes crachats , qui sont d'une couleur blanchâtre , et fort glaireux , comme de la colle , ce qui me donne des défaillances d'estomac. Quelquefois mes urines ressemblent à un potage blanc.

Des indications qui doivent être remplies pour combattre les Glaires.

Les glaires ne s'évacuent pas avec la même facilité chez tous les sujets, ce qui dépend du plus ou moins de densité qu'elles ont. On conçoit facilement que plus un corps est épais , plus le dissolvant a de peine à séparer ses molécules et à lui donner de la fluidité. Le tempérament , comme je l'ai déjà dit , est une des causes de ce plus ou moins de densité , qui dépend aussi du lieu que les glaires occupent : ainsi , par exemple , celles qui engorgent les articulations et qui donnent naissance à la maladie qu'on nomme goutte (1), sont bien plus difficiles à évacuer que celles qui empâtent les bronches, l'estomac et les intestins ; les glaires qui engorgent le foie, présentent également des difficultés, surtout si la cause qui a donné lieu à leur formation, ou qui les a, si j'ose le dire, attirées sur cet organe (2), a agi avec vivacité et pendant un temps assez long, comme il arrive dans les maladies qui résultent d'un chagrin violent. Je me suis convaincu que pour évacuer cette humeur, il fallait nécessairement lui opposer des purgatifs; que sans leur secours, il était impossible d'en débarrasser les viscères et surtout l'estomac qui en contient un volume souvent tel, que les malades en seraient suffoqués, s'ils ne pouvaient la vomir.

---

(1) J'invite ceux qui pourraient douter de la vérité de cette assertion, à observer les goutteux ; et ils verront que la plupart transpirent peu, que leur estomac est presque toujours mauvais, et que tous ont beaucoup de glaires.

(2) S'il m'était permis d'indiquer l'organe qui a le plus à souffrir, toutes les fois que l'âme a des peines vives, je désignerais le foie ; je m'y croirais autorisé par la structure de cet organe, par la quantité considérable de rameaux nerveux qui s'y rencontrent, par les douleurs souvent vives qu'on éprouve à la région qu'il occupe, par les empâtemens glaireux que l'on y découvre chez des personnes mortes de chagrin ; enfin, par la nécessité où se trouve la bile de refluer dans le sang.

Assez long-temps je me suis trouvé en oppo-
sition avec quelques hommes qui craignaient
d'irriter les nerfs ; ce raisonnement erroné, que
j'ai combattu avec des armes bien victorieuses,
celles de l'expérience, ne pouvait venir que de
ce qu'on n'avait pas assez étudié et les causes
et la nature de l'humeur glaireuse, et que toutes les tentatives faites pour l'évacuer avaient
été sans succès, qu'elles avaient même présenté
beaucoup d'inconvéniens : les plus remarqua-
bles étaient ceux qui résultaient presque toujours
de l'usage des drastiques ou purgatifs violens, et
des minoratifs ou purgatifs doux employés seuls.
On sait que les premiers ne bornent point leur
action à l'humeur glaireuse ; que par le grand
feu qu'ils occasionnent, et leur qualité presque
corrosive, ils donnent beaucoup trop de ton
aux solides, et nuisent à l'estomac et aux intestins, en leur enlevant avec cette humeur la
mucosité avec laquelle j'ai dit qu'elle était confondue, et qui unit aux précieuses qualités que
lui reconnaissent tous les physiologistes, celles
de les préserver de l'impulsion trop vive des
substances dont l'élaboration leur est confiée ;
et que les seconds (les purgatifs), employés
seuls, ne contenant rien de propre à soutenir
le ton des solides (point essentiel), ne peuvent

être continués long-temps, ce qui est souvent
très-nécessaire ; néanmoins c'est dans cette dernière classe que doivent être pris ceux qui sont
propres à évacuer les glaires (1) ; mais ils doivent être unis aux toniques, qu'il convient de
choisir parmi les végétaux légèrement aromatiques et ceux légèrement amers. C'est ainsi
qu'on attaquera avec avantage l'humeur glaireuse, qu'on réussira à séparer ses molécules,
à la rendre assez fluide pour qu'une portion
puisse être évacuée par les selles (2), et l'autre
s'échapper par les pores, l'expiration ou les
voies urinaires, et que, loin d'irriter les nerfs,
on les fortifiera, qu'on ranimera le principe
de la vie, et qu'on pourra continuer de se traiter
un temps proportionné à la gravité des accidens qu'elle occasionne. Je pourrais appuyer
cette théorie d'un grand nombre de faits que
j'ai observés tout récemment ; mais je me bornerai aux suivans, que j'ai encore extraits de mon
Traité des Glaires, et que j'ai cru devoir citer

---

(1) On ne devrait pas plus dire les glaires que les biles ;
mais en cela je suis l'usage adopté par tous ceux qui ont eu
occasion d'employer le mot glaires.

(2) Une ou deux selles par jour suffisent ; un plus grand
nombre pourrait fatiguer le malade et nuire à son rétablissement.

de préférence , parce qu'ils concernent des personnes que j'ai soignées il y a déjà plus de 25 ans, que je n'ai cessé de visiter jusqu'à ce jour , ou de recevoir de leurs nouvelles , qu'ils sont sanctionnés par le temps, et qu'ils méritent par conséquent plus de confiance. D'ailleurs, ces faits présentent des particularités propres à intéresser une foule de personnes ayant à se plaindre de l'humeur glaireuse et à résoudre une question sans doute très - importante , celle de savoir si , lorsque les engorgemens des viscères sont parvenus à un si haut degré d'induration , qu'au toucher elle présente des symptômes qui font craindre un état squir-rheux , il est possible de les dissiper parfaite-ment , et de rendre la matière qui les forme assez fluide pour être totalement évacuée.

M. F......, négociant à Langres , âgé de 48 ans, était né avec un temperament robuste , qu'il conserva jusqu'à 22 ans , époque de son mariage : il avait alors beaucoup d'embonpoint. Dans la première année de son établisse-ment , son tempérament changea ; cet embon-point , ses forces et de très-belles couleurs se dissipèrent ; il devint même extrêmement mai-gre , et vécut dans cet état jusqu'au mois de septembre 1794 , qu'il me consulta : il y avait

donc déjà 20 ans qu'il était valétudinaire. Voici
ce qu'il me marquait le 27 octobre suivant,
environ un an après :

« Depuis 20 ans j'ai été presque continuel-
» lement incommodé, non pas de violentes
» douleurs à l'estomac, mais d'une faiblesse
» continuelle à cet organe, avec une impuis-
» sance de digérer, obligé de m'observer com-
» me un vieillard sur le choix des alimens que
» je prenais, me purgeant fréquemment sans
» en être soulagé. Les secousses révolutionnai-
» res, dont j'ai eu ma part, avaient achevé de
» ruiner ma malheureuse santé ; mon tempé-
» rament était totalement appauvri ; et lorsque
» je me décidai à suivre les conseils que vous
» donnez aux personnes attaquées de glaires,
» je ne pouvais plus digérer que des liquides,
» encore était-ce cinq ou six heures après les
» avoir pris, et j'en sentais la digestion toujours
» douloureuse ; mes forces étaient épuisées ; je
» ne pouvais rester debout trois minutes, sans
» éprouver à l'estomac des tiraillemens, une
» pesanteur qui m'abattait, des vents en quan-
» tité que je ne rendais jamais que par le
» haut, et après de longues coliques légèrement
» douloureuses. Assez fréquemment je mon-
» tais à cheval pour de très-petits voyages ;

» mais aussitôt un mal de cœur me saisissait,
» et après un soulèvement d'estomac, qui me
» faisait jeter un quart de verre d'une humeur
» extrêmement limpide, j'étais soulagé par là ;
» mais à chaque demi-heure il fallait recom-
» mencer.

» L'inquiétude que me donnait ma situation
ne faisait que l'empirer : chargé de famille et
d'entreprises considérables, je marchais à ma
destruction, et j'étais prêt à y arriver à l'âge
où l'homme sent toute son existence. J'avais,
pour dernière ressource usé des eaux minérales
de Bourbonne, sans en éprouver du mieux ; mon
médecin me pressait d'aller les prendre sur les
lieux, espérant que le bain et l'avantage de la
saison me seraient favorables : j'ai heureusement résisté ; je ne me sentais pas de confiance
en ce remède, qu'on m'assurait être le seul
qui me convînt. Je reconnus à mon état tous
les indices d'une abondance de glaires, d'a-
près les symptômes décrits dans votre ouvrage ;
il ne me restait qu'à me conformer aux conseils que vous donnez, lorsqu'il s'agit de combattre l'humeur glaireuse. Le premier jour,
j'eus quatre évacuations abondantes ; jugez
combien j'étais faible ! Le second jour, je fus
assailli par un désir ardent de dormir, qui ne

fit qu'augmenter jusqu'au soir ; je dormis beaucoup, et évacuai encore deux ou trois fois ce jour-là, comme le premier jour, des matières glaireuses, visqueuses et gluantes ; mes urines étaient très-colorées ; je me sentis déjà un peu plus fort ; mais ce grand sommeil me donnait quelques soucis : cela ne m'empêcha pas de continuer mon traitement. Le troisième jour, je dormis encore davantage, et dès ce jour mes forces furent sensiblement augmentées ; j'éprouvais déjà quelques-uns de ces chatouillemens agréables que donne à l'estomac une bonne digestion. Les jours suivans, je diminuai la dose des médicamens ; je trouvais incommode d'en prendre une heure avant dîner, n'étant pas assez éloigné du déjeuner, et encore davantage, une heure avant souper, parce que cela m'empêchait de prendre quelque chose dont je sentais le désir et le besoin.

» J'ai continué ainsi pendant 20 jours, allant toujours de mieux en mieux. Obligé de faire un voyage de huit jours, j'ai suspendu tout remède, me promettant bien de recourir au retour ; mais rendu chez moi, j'étais si bien portant que je crus pouvoir m'en dispenser. Je jouis maintenant de la meilleure santé ; mes forces sont revenues ; cependant je vais repren-

dre encore quelques jours le même régime,
pour achever de détruire certain reste d'humeur glaireuse, et éviter des rechutes. »

M. F...... est venu me voir quelque temps
après, pour me témoigner sa satisfaction de
vive voix. Il est probable qu'il vivrait encore,
s'il n'eût fait, il y a deux ans, une chute, aux
suites de laquelle il était difficile qu'un homme
de 79 ans pût résister.

DEUXIÈME FAIT.

*La nostalgie a donné lieu au dérangement des
digestions, à une fièvre lente et à des engorgemens qui avaient des caractères squirrheux:
vomissemens glaireux, et autres accidens qui
survenaient sitôt après avoir mangé.*

Une jeune fille d'une constitution sanguine,
vint me consulter il y a quelques années : elle
était âgée de 21 ans; cette fille servait depuis
dix-huit mois.

La vie tranquille et sédentaire qu'elle était
forcée de mener à un âge où l'on aime naturellement le plaisir, lui fait regretter son village
où elle s'amusait beaucoup; aussi est-elle atta-

quée de la nostalgie (1). Ses digestions se dé-
rangent, et à ce dérangement ne tardent pas
à se joindre une fièvre lente, des engorgemens
qui, lorsque je la vis, me parurent squirrheux;
tous les viscères du bas-ventre étaient entrepris,
ainsi que les glandes du mésentère. Son ventre
était tendu, dur et douloureux; son volume
était énorme; elle rendait tous les jours, par le
haut, une grande quantité de glaires, et vomissait tout ce qu'elle prenait.

J'avoue que je fus effrayé de la situation de
cette jeune personne, dont le visage bouffi était
de couleur d'olive; mais sa grande jeunesse me
rassura, parce que des faits m'avaient appris
que l'humeur glaireuse se dissolvait d'autant
plus facilement, que nous sommes moins âgés,
surtout lorsque des moyens employés pour les
combattre ne sont pas trop actifs. Son traitement a duré six mois; elle l'aurait sans doute
suivi sans aucun succès, si ses maîtres, qui
voulaient la renvoyer, malgré l'état déplorable
où elle se trouvait, n'avaient eu pour elle,
d'après mon conseil, les plus grands égards,
et s'ils ne lui eussent procuré de fréquentes
distractions, en attendant qu'elle pût aller

______

(1) Désir très-vif de voir ses foyers.

passer quelques semaines dans sa famille. A peine eut-elle fait usage pendant dix jours d'un mélange de toniques incisifs et de laxatifs, que les vomissemens cessèrent. Elle commença à prendre plus de goût à ce qu'elle mangeait; les digestions devinrent meilleures au fur et à mesure que les glaires s'évacuaient.

Cette jeune fille, qui a repris son ancienne gaîté, n'a cessé de jouir jusqu'ici de la santé la plus satisfaisante.

En entreprenant cette malade, j'eus moins l'espoir de la guérir que de m'assurer s'il était possible de rendre la matière obstruante, assez fluide pour pouvoir être évacuée par les selles ou les urines, lorsqu'elle avait acquis autant de solidité que dans le cas présent. Déjà j'avais pensé que chez un sujet jeune les obstructions, quelque résistance que pussent offrir au toucher les parties qui en sont affectées, pouvaient céder à l'usage plus ou moins prolongé de remèdes incisifs, toniques et évacuans; je fondais cette opinion sur ce que notre sang et les autres liquides sont d'autant plus susceptibles de fluidité, que nous sommes moins éloignés de l'époque de notre naissance. Il est pourtant vrai de dire, et en cela je me répète, que cette fluidité dépend encore beaucoup de la

nature de notre tempérament. Aussi les engorgemens que produisent les glaires se dissi-
pent-ils plus aisément chez les pituiteux ou
phlegmatiques, dont les humeurs baignent
pour ainsi dire dans un grand volume de
liquide, que chez les bilieux, considérés
comme chauds et secs; autant de qualités qui
sont dues à la prédominance de la bile, dont
la chaleur absorbe continuellement de l'humide, qui est aussi nécessaire à la circulation des
humeurs qu'à la souplesse de la fibre.

Lorsque cette chaleur est par trop considérable, elle donne lieu à des maladies qui ne
sont victorieusement combattues que par des
médicamens qui, pour la rétablir dans son état
naturel, doivent avoir des facultés tout-à-fait
opposées à celles qui agissent spécialement sur
les glaires.

TROISIÈME FAIT.

Autre exemple d'obstructions qui ne se sont
pas aussi facilement dissipées que celles dont
il vient d'être question.

Dix-huit mois avant d'être consulté par la
jeune personne dont je viens de parler, une

dame de Saint-Germain-en-Laye, aujourd'hui âgée de 68 ans, m'écrivit pour me demander un rendez-vous. « Je désire, me marquait-elle, ne point partir pour Paris sans être sûre de vous y trouver, parce que j'ai beaucoup de peine à supporter la voiture.

Ayant à aller voir dans la même ville un autre malade que je soignais déjà depuis quelque temps, je profitai de cette circonstance pour me rendre auprès de cette dame, et la dispenser d'un voyage dont elle redoutait tant les suites.

J'étais chez elle le même jour, à sept heures du soir : je la trouvai bien souffrante ; elle éprouvait au côté droit des douleurs violentes ; son ventre était fort volumineux et très-tendu ; il m'aurait été impossible de désigner celui des viscères qui n'était pas engorgé.

Il n'y avait pas un seul point du bas-ventre qui ne fût tellement sensible, qu'on ne pouvait y toucher, même avec précaution, sans qu'il en résultât une souffrance qui se prolongeait des heures entières.

Cette cure me paraissait offrir trop de difficultés pour que je dusse y compter ; aussi la situation de cette femme, qui avait éprouvé long-temps de grands chagrins, me toucha-telle vivement. Je n'avais que l'espoir de la soulager ; encore cet espoir était-il bien faible, parce que la dissolution du sang, annoncée par l'enflure très-considérable de ses jambes, par la bouffissure de son visage, me faisait craindre l'hydropisie. Je lui conseillai l'usage des remèdes que j'ai dit avoir prescrits à la malade dont je viens de parler, remèdes qui lui procurèrent chaque jour une ou deux selles. A peine quinze jours s'étaient-ils écoulés, qu'elle se trouva à même de faire le voyage de Paris sans en éprouver de fatigues.

C'est en lui faisant continuer ces remèdes, quelquefois combinés avec les savonneux, que s'est opérée sa guérison, qui ne pouvait avoir lieu que par l'évacuation lente de l'humeur glaireuse. Son traitement, comme je l'ai déjà dit, a duré deux ans (1), laps de temps sans doute très-long, mais que je me suis bien gardé de chercher à abréger, en employant des remèdes trop actifs, qui, loin de diviser les molécules glaireuses, n'auraient fait que les rapprocher, rendre les engorgemens qu'elle causait insolubles, et irriter les nerfs déjà trop fatigués;

____

(1) C'est par erreur qu'on lit trois années dans la deuxième partie du *Traité des glaires*.

au surplus, il s'est passé peu de jours, pendant ces deux années, où elle n'ait vaqué à ses affaires.

Ces deux dernières guérisons m'ont convaincu qu'avec de la constance et des précautions sages, beaucoup de maladies de ce genre pourraient se terminer heureusement, et qu'il ne fallait point désespérer de la destruction des engorgemens qui, au toucher, offrent le plus de résistance, même chez des sujets déjà âgés, pourvu toutefois que la *glaire* n'ait point produit de tumeur squirrheuse, dont l'existence au foie est démontrée par une grande maigreur, par la couleur jaune olivâtre de la peau ; symptômes inquiétans, lorsqu'une fièvre lente n'abandonne point le malade, et qu'il ne peut prendre la moindre nourriture, soit solide, soit liquide, sans la vomir ; mais comme je l'ai déjà dit, il ne faut jamais opposer à cette humeur des drastiques (purgatifs violens), surtout lorsqu'ils sont dissous dans l'alcool, parce que, loin de l'évacuer avec douceur, ce à quoi l'on doit toujours songer, même lorsque le tempérament est lymphatique, on ne fait que la rendre plus tenace, en lui enlevant beaucoup trop du liquide qui lui devient nécessaire pour pouvoir être évacuée. Aussi n'est-il point étonnant que l'on ait eu autant à se plaindre d'un élixir, dit tonique anti-glaireux, composé par un oculiste, le sieur Guillé, et un apothicaire du faubourg Saint-Germain; élixir qui m'a été attribué, et dont les mauvais effets ont donné lieu à une poursuite du ministère public (1).

Si tout ce qui a été dit jusqu'ici pour prouver combien se trompent ceux qui considèrent l'humeur glaireuse comme une excrétion naturelle aux glandes des membranes musqueuses, ne suffisait pas pour faire revenir d'une erreur dont l'admission peut, je le répète, produire le plus grand mal, je n'aurais besoin que de rapporter l'observation suivante.

Madame D......x, née bilieuse, aujourd'hui âgée de 53 ans, se maria à 28; elle devint enceinte un an après. Tout le temps de sa grossesse se passa heureusement, et elle accoucha de même; mais la nourrice qu'on lui avait choisie ne lui convenant point, elle ne put la voir partir avec son enfant, sans éprouver une émotion, dont la vivacité produisit chez elle la suspension du cours du lait, qui reflua vers la

―――――――――――――――――――――――――――――――

(1) Il sera question, à la fin de cet ouvrage, de ce remède, de la brochure de cet oculiste, et de celle du sieur Delacroix.

tête, et qui fit craindre pendant quelque temps une sorte d'aliénation. Dès ce moment son estomac se dérangea, ses digestions devinrent lentes et douloureuses; mais à force de bons soins, elle reprit un peu de santé, et elle digérait déjà assez bien, lorsque, six mois après, s'étant endormie sur un fourneau où se trouvait du charbon allumé, elle fut asphyxiée. M. son mari, arrivé au moment où elle perdait tout-à-fait connaissance, ne put la faire sortir de cette situation tout-à-fait inquiétante qu'au bout de deux heures. Peu de jours après cet accident, madame D...... éprouva des nausées, et commença à rendre des eaux âcres, gluantes et transparentes, et surchargées de graviers, dont quelques-uns étaient plus gros que des grains de chenevis (elle croit en avoir déjà rendu étant demoiselle). On lui fit prendre de la magnésie, qui la dégoûta beaucoup, sans produire aucun effet; on mit tout en œuvre pour combattre l'affection laiteuse qui continua de la fatiguer jusqu'à la seconde grossesse, à la suite de laquelle on espérait une crise d'où résulterait, ainsi que cela arrive quelquefois, le rétablissement de sa santé; mais une nouvelle qui l'affligea beaucoup au terme de quatre mois et demi, ajoutant à ses maux, fit décevoir de cette espérance. Elle apprit cette nouvelle le soir au sortir du souper; sa digestion fut tout-à-fait interrompue, et elle vomit presque continuellement, depuis minuit jusqu'à midi, une quantité prodigieuse de matière glaireuse, qu'on évalua à quatre pintes. L'accoucheur appelé crut n'avoir rien de mieux à faire que de la saigner (1); les vomissemens furent suspendus, et elle n'eut à se plaindre, jusqu'à son accouchement et les six mois qui le suivirent, que de la lenteur de ses digestions.

Une autre nouvelle tout aussi affligeante que la première, venant l'accabler de nouveau, et la rendre plus malade que jamais, elle éprouva tout à coup un fort pincement à l'estomac, une douleur très-forte au dos et au côté droit, des lassitudes dans tout le corps, qui ne cessèrent qu'après qu'elle eut vomi autant de matière gluante que la première fois. Depuis ce temps jusqu'en 1804, que j'ai commencé de la traiter, et pendant près de neuf mois, de semblables vomissemens n'ont cessé d'avoir lieu tous

____

(1) Il aurait beaucoup mieux valu lui faire prendre quelques purgatifs qui auraient détourné de l'estomac une humeur qui, à la vérité, s'y porta moins, mais qui contribua à entretenir la lenteur de ses digestions.

les huit ou dix jours ; la malade rendait chaque fois trois ou quatre pintes de la même matière. Je n'ai pu me trouver qu'à la fin d'une crise : cette fois-là elle venait d'en rejeter une quantité que l'on pouvait évaluer à cinq pintes. Un instant avant chaque crise, suivant le rapport de son mari, les yeux de la malade étaient vifs et brillans ; son teint s'éclaircissait et devenait très-animé ; elle éprouvait presque en même temps une pesanteur sur le fondement, qui était suivie de très-près d'une évacuation par en bas ; les deux flancs se gonflaient ; elle ressentait de la douleur au dos et à l'estomac, douleur qui était un signe certain d'un vomissement très-prochain, lequel n'avait jamais lieu qu'en faisant des efforts incroyables. L'estomac éprouvait alors un élargissement subit et très-douloureux ; il lui semblait qu'une masse énorme d'humeur traversait cet organe comme un bloc, pour me servir de l'expression même de la malade ; elle rendait aussitôt par la bouche une espèce de mousse blanche et très-âcre ; c'était le moment de ses plus grandes souffrances ; aussi ses traits étaient-ils très-altérés. A ses vomissemens, qui cessaient bientôt après, succédait un froid qui se répandait dans toute la machine ; la malade éprouvait alors un petit

accès de fièvre, pendant lequel son corps était
mouillé d'une sueur froide. S'il arrivait que
l'humeur se portât à la tête, sa vue était trou-
blée, la prunelle était voilée; si elle se portait
sur un membre, elle y éprouvait un fourmille-
ment douloureux et insupportable; ce membre
devenait froid comme de la glace; tant que du-
rait la crise, le ventre était très-tendu; à peine
était-elle terminée, qu'elle éprouvait le besoin
de manger, et la digestion se faisait plus facilement qu'à l'ordinaire.

Sept médecins ou chirurgiens, qui furent
successivement consultés, lui avaient prescrit
l'émétique, qui ne fit qu'irriter le mal, l'eau
de Vichy, des bouillons de veau, et autres rafraîchissans (1) qui fatiguèrent beaucoup son
estomac, sans jamais la soulager.

Tel était l'état de cette malade dont j'ai cru
devoir parler, moins pour apprendre que depuis 22 ans les crises, qui ont eu rarement lieu

______

(1) Les bouillons, ainsi que les rafraîchissans, lui eussent bien certainement réussi, si l'humeur qu'elle rendait
par la bouche eût été muqueuse, parce qu'ils auraient dis-
sipé la chaleur et l'irritation, dont son excrétion, comme
je l'ai déjà dit, est le résultat constant toutes les fois qu'elle
passe les bornes ordinaires; mais elle était glaireuse, et devait être considérée comme telle, c'est-à-dire, comme le

l'été, se sont éloignées au point qu'elle n'en a eu que cinq en sept ans, qu'il y a quinze ans qu'elle n'en a éprouvé, et qu'elle a passé on ne peut plus heureusement l'époque tant redoutée du sexe, que pour livrer les faits qui la concernent à l'examen et à la réflexion de ceux qui peuvent avoir adopté une erreur, que je crois avoir combattue de nouveau avec des armes assez victorieuses, pour qu'ils la rejettent à jamais.

De l'identité des vices goutteux et hémorroïdal.

Dans l'ouvrage dont j'ai dit que cette brochure était extraite, j'ai placé la goutte et les hémorroïdes au rang des affections glaireuses, parce que j'ai retrouvé dans l'une et dans l'autre de ces maladies sécheresse de la peau, par conséquent défaut de transpiration, glaire ou pituite abondante, digestions lentes et imparfaites, acides dont l'âcreté est telle qu'ils corro-

---

produit de la faiblesse des organes excréteurs, et surtout du trop grand froid de l'estomac, auxquels il fallait opposer, ainsi que je l'ai cru nécessaire, des remèdes capables de ranimer le principe de la vie, et de déshabituer en même temps la matière transpirable de se porter sur ce viscère, et les parties qui se trouvent dans sa dépendance.

dent (1); alternativement constipation et diarrhée, et tous les autres signes qui appartiennent
à l'humeur glaireuse. Ce qui m'autorise surtout à admettre l'identité de ces deux maladies,
c'est que, par suite de mouvemens métastati-
ques, la goutte cesse d'exister au moment même où les hémorroïdes se font sentir ; *et vice-
versâ*. Le docteur Planque (2) raconte le fait
suivant, que je crois propre à étayer mon opinion.

« Un homme de quarante ans est attaqué
» d'hémorroïdes ; un chirurgien les fait cesser :
» au bout de trois semaines il n'y a plus de
» tumeur, et les douleurs, auparavant exces-

---

(1) Huner-Wolfins, Ephgerm, dec. 2, an 1, obs. 119,
page 193, assure qu'un homme ayant employé des astringens pour arrêter un écoulement extraordinaire de sang
hémorrhoïdal, survenu à la suite d'une opération, il en
résulta, par suite de l'acrimonie de ce sang, une fistule ;
acrimonie qui, s'étant communiquée au cerveau, occasionna une épilepsie, dont les accès, qui revenaient tous les
jours, laissaient à peine trois heures d'intervalle, et firent
mourir ce malade dans un âge peu avancé. Ce sont ces
acides auxquels on doit attribuer les douleurs des articulations et de la région hémorroïdale ; acides qui deviennent
toujours plus dangereux lorsque les goutteux font un fré-
quent usage de vin pur.

(2) *Bibliothèque de médecine*, page 371.

» sives, sont supportables ; mais les pieds, les
» bras et la nuque lui font tour à tour beau-
» coup de mal ; ces douleurs, qui sont évidem-
» ment le produit d'une goutte vague, augmen-
» tent au fur et à mesure que les hémorroïdes
» diminuent. Planque ajoute que Monavius,
» médecin allemand, dit avoir vu la même sup-
» pression donner également lieu à la goutte. »

Sydenham, dont la théorie sera toujours ap-
préciée par les médecins instruits, qui ne la
qualifieront jamais de surannée, parce qu'elle
repose sur des faits qui se représentent tous les
jours, a observé que chez plusieurs goutteux,
lorsque les douleurs gastriques cessaient de se
faire sentir, celles des articulations recommen-
çaient, et que lorsque celles-ci étaient termi-
nées, l'épigastre souffrait à son tour, que les
douleurs se portaient aussi sous l'hypocondre
droit, qu'il survenait encore des vomissemens,
quelquefois un mouvement prompt de diarrhée,
et plus souvent de la constipation ; symptômes
qui se manifestent également dans les affections hémorroïdales, et qui ont fait dire à Tissot, médecin célèbre de Lausanne, « que ceux
» qui en étaient atteints jouissaient presque
» toujours d'une santé faible. »

Je ne multiplierai point les citations que

pourraient me fournir d'autres médecins non moins célèbres que Sydenham et Tissot ; je ne parlerai point non plus de celles que m'a mis à même de faire ma longue pratique ; je me bornerai à un fait que j'ai eu l'occasion d'observer récemment, et qui me paraît suffire pour constater l'identité que j'ai pour but de prouver.

Je fus appelé le 20 mai 1828 auprès d'un sexagénaire, qui était épileptique depuis 20 ans. Jusques-là, les accès de sa maladie n'avaient cessé de se reproduire trois ou quatre jours avant ou après la nouvelle lune. Cet homme avait perdu, en 1806, un membre de sa famille qui lui était très-cher, ce qui l'affecta beaucoup ; peu de jours après cet événement, il tomba du haut-mal.

Serait-ce le chagrin qui aurait occasionné chez lui comme chez beaucoup d'autres, un semblable désordre, ou serait-ce de s'être privé de feu pendant tout l'hiver de la même année, ce qui aurait donné lieu à la suppression de la transpiration ? telles sont les questions que je me suis faites d'abord, et dont la solution me serait devenue tout-à-fait indispensable, si je n'eusse su que ces deux causes, quoique agissant d'une manière bien différente, pouvaient également déranger les fonctions de la peau, et

forcer la matière transpirable avec laquelle il
n'est aucun vice qui ne s'exhale, ou ne rentre
dans la masse des fluides, à se porter sur le centre, ou à se fixer dans le corps même de l'enve-
loppe cutanée.

Je n'ai donc point cru nécessaire de résoudre ces deux questions, ce que je regardais
d'ailleurs comme impossible ; le plus essentiel
pour moi était de découvrir, et le genre de vice
qui, agissant comme stimulus, était la cause
déterminante des accès, et celui des points de
l'économie sur lesquels il se fixait et formait le
foyer d'irritation.

Après plusieurs entretiens, j'appris du malade lui-même qu'une douleur qui se manifes-
tait à la fosse ou creux de l'estomac, précédait
toujours les crises de très-près ; que cette douleur qui alternait avec l'enflure et la rougeur
des gros orteils, était quelquefois subitement
beaucoup plus vive. Lui ayant dit que j'étais
porté à croire que le vice goutteux était la cause
immédiate de sa maladie, il m'interrompit tout
aussitôt, pour m'apprendre que, durant cinq
mois qu'avait duré une attaque de goutte, il en
avait été entièrement exempt, renseignement
sans doute bien précieux, puisqu'il me faisait connaître les indications que j'avais à

remplir, et qu'il me permettait d'attribuer à
ce vice l'établissement du centre d'irritation
sur l'estomac, qui a des rapports si intimes avec
le cerveau, que l'un partage plus ou moins les
souffrances de l'autre; je ne doutai donc plus
qu'il n'occasionnât les accès. Mais il ne me
suffisait pas d'avoir acquis cette certitude, il
me fallait encore savoir si le vice goutteux les
produisait seul, ou s'il agissait de concert avec
un autre qui jouirait d'autant ou de plus de
malignité.

C'est, comme je l'ai déjà dit, le 20 mai de
l'an dernier 1828, que je suis allé voir ce malade pour la première fois. A la couleur très-
brune de son teint, à sa grande maigreur, et
à la sécheresse de sa peau, je le jugeai doué
d'un tempérament mélancolique, tempérament
qui, à raison de la faiblesse et de l'irritation des
nerfs qui lui sont en quelque sorte naturelles,
est plus disposé qu'aucun autre à contrac-
ter cette maladie; disposition qu'ont nécessairement augmentée de grands travaux exi-
geant de longues contentions d'esprit, et que
la perte d'une fille tendrement aimée lui a fait
brusquement abandonner, pour se livrer tout
entier, pendant deux années de suite, à une dou-

leur dont la vivacité n'a fait que s'accroître, et a rendu le mal très-tenace.

Comme je ne prescris jamais de remèdes aux épileptiques, sans les avoir observés un temps quelquefois fort long, et m'être très-souvent entretenu avec eux, afin de m'assurer si le premier accès a été occasionné par une frayeur, des chagrins violens, des évacuations supprimées, quelque vice répercuté, j'ai été pendant vingt jours sans lui donner de conseil ; j'aurais même encore tardé, si des renseignemens ne m'eussent fait présumer que chez ce malade le vice goutteux exerçait une très-grande influence sur le retour et l'éloignement des accès. Aussi n'est-ce que le 10 juin que je lui ai ordonné, pour la première fois, une décoction de racines d'aunée et de patience sauvage : son dernier accès avait eu lieu le 8 du même mois, c'est-à-dire 48 heures avant la nouvelle lune. Je retournai le voir le 12 : la décoction avait bien passé ; mais le matin du même jour, vers 10 heures, le malade avait encore eu un accès. J'appris ce jour-là qu'il était surpris de temps à autre par une douleur plus ou moins violente au côté droit de la tête, à partir de la tempe jusqu'au sommet ; qu'il était sujet à un gonflement des vaisseaux hémorroïdaux, qui alternait avec cette douleur, et qu'une humeur épaisse et jaunâtre suintait de l'anus. Je fus d'avis qu'il continuât encore sa décoction jusqu'au troisième ou quatrième jour avant la nouvelle lune, qui devait avoir lieu le 26 juillet. Etant informé qu'il avait eu deux nouvelles attaques, l'une le 27 et l'autre le 28, je fis ajouter aux racines que je viens de nommer la véronique mâle, la fumeterre, la douce-amère et la pensée sauvage, végétaux dont tous les praticiens connaissent la faculté dépurative et anti-acide; et comme il se plaignait d'une souffrance continuelle au foie, que je crus engorgé, parce que son teint était plus jaune que de coutume, je fis encore ajouter une cuillerée à bouche de graine de genièvre, graine dont l'effet est le plus souvent heureux dans les obstructions des viscères.

La solution de deux autres questions, non moins intéressantes que les premières, devait alors m'occuper : l'une concernait le caractère du vice, qui, seul ou de concert avec un autre, agirait comme cause déterminante des accès; et l'autre était relative à l'influence qu'avait constamment eue la nouvelle lune sur la périodicité de leur retour (1), soit par suite de la compression qu'exerce cet astre sur les fluides en s'approchant de la terre (2), soit par la malignité plus ou moins grande que pouvait acquérir à cette époque le vice goutteux, que plusieurs faits m'autorisaient à considérer comme identique avec le vice hémorroïdal, qui, comme l'on sait, obéit à la même influence chez une foule de sujets (3).

Comme ce malade, ainsi que tous les mélancoliques, allait rarement à la selle, et que je devais tout faire pour soulager le foyer d'irritation en opérant une métastase, je fis joindre chaque jour à la décoction un demi-gros du

---

(1) Berrerus, *Act. phys. med. d'Allemagne*, tome 1er, observ. 203, page 444, rapporte qu'un jeune homme de vingt-quatre ans était sujet à des hémorroïdes qui revenaient à toutes les nouvelles lunes.

(2) On est porté à croire, dit Hunneman, que notre sang, en circulant, souffre quelques vicissitudes du changement des phases de la lune, qu'il coule plus ou moins vite. Planque, *Bibliothèque de médecine*, tome 14, page 383.

(3) On est pourtant peu d'accord sur la faculté qu'a la lune de comprimer les fluides dans son périgée, et l'on ne connaît point assez la nature de ces deux vices pour leur opposer des remèdes, dont l'efficacité soit tellement reconnue, qu'on puisse les conseiller toujours avec sécurité et espérance de succès.

remède, dont je parlerai dans la suite; addition qui lui procura chaque jour deux évacuations. La dose de ce purgatif était très-légère, et par conséquent incapable de fatiguer les viscères; aussi décidai-je de le faire constamment ajouter aux boissons que j'aurais successivement à lui prescrire, boissons faites, tantôt avec des sudorifiques, tels que le gaïac et la salsepareille, tantôt avec le thym, la sauge, la lavande et le romarin, plantes qui occupent le premier rang parmi les végétaux aromatiques; et d'autres fois, avec des antiscorbutiques et les amers, tels que le cresson de fontaine, le bécabunga, la chicorée sauvage et la fumeterre, qui ont également la faculté de diviser le sang et de le purifier, et dont je prescris l'usage lorsque, ainsi que dans l'épilepsie produite par des causes morales, j'ai à combattre des viscosités toujours plus ou moins âcres et irritantes.

Au bout de quatre mois, la cause du mal était déjà atteinte; les crises étaient bien moins violentes, quoique arrivant toujours aux mêmes époques, c'est-à-dire dans les intervalles de quatre à cinq jours avant ou après la nouvelle lune.

Les hémorroïdes avaient flué abondamment la première fois, le 4 août; les deuxième et troisième fois, les 5 et 7 septembre.

Le suintement à l'anus, qui commençait dès ce moment à diminuer, fut, au bout de 15 jours, presque nul ; ce qui me donna l'explication du gonflement qui survint, et qui fut en peu d'instans si douloureux, qu'il obligea le malade à se tenir assis, ou d'un côté ou de l'autre. Il n'eut aucun accès pendant six semaines que durèrent et le gonflement et les douleurs ; mais, je dois l'avouer, j'ai souvent désiré qu'il en eût, plutôt que de lui voir éprouver des souffrances, auxquelles en succédèrent d'autres non moins violentes. Au moment où il s'y attendait le moins, le 20 décembre, il s'opéra une nouvelle métastase ; le vice hémorroïdal devint brusquement vice goutteux. J'allai le voir ce jour-là ; je le trouvai déjà souffrant beaucoup du gros orteil du pied gauche. Le lendemain il en souffrait encore davantage ; mais le surlendemain, par suite d'une autre métastase, le même vice avait abandonné le gros orteil et l'articulation du pied, pour se porter sur les genoux, du même côté. Ce vice occasionna des douleurs qui furent tout aussi vives, et durèrent six autres semaines, pendant lesquelles il fut tout-à-fait exempt de sa maladie.

Obligé de partir pour Naples, où l'ont appelé des affaires de famille, je n'ai cessé de

correspondre avec lui, et j'ai appris, il y a peu
de jours, qu'ayant continué de suivre le traitement que je lui ai tracé, il n'avait pas eu d'attaques depuis onze mois; ce qu'il peut devoir en
partie à la chaleur de ce pays, et par conséquent à une abondante transpiration.

Tel est le fait que j'ai cru devoir ajouter à
ceux dont j'ai parlé depuis long-temps dans
plusieurs de mes ouvrages, et notamment dans
mon *Traité des Glaires*; faits qui prouvent
également l'identité des vices hémorroïdal et
goutteux.

Avis aux personnes qui consultent par écrit.

Des circonstances indispensables à connaître
se trouvant souvent omises dans les mémoires à
consulter qu'écrivent eux-mêmes les malades,
j'ai cru devoir placer ici une série de questions,
auxquelles il est important de répondre.

Quelle est la profession du consultant, son
âge, son sexe, la couleur de ses cheveux, de
son teint et de ses yeux? (La réponse à cette
question contribue beaucoup à faire connaître
la nature du tempérament.)

Est-il né de parens sains?

A-t-il de l'embonpoint?

A-t-il eu dans son enfance du mal sur quelque partie de la tête, et, depuis, quelque affection cutanée (maladie de la peau) qui ait disparu sans qu'il ait suivi aucun traitement analogue?

A-t-il eu quelquefois des écoulemens qui se sont supprimés d'eux-mêmes ou à l'aide des astringens?

L'air du pays qu'il habite passe-t-il pour être sain?

De quelle source tire-t-on l'eau qu'il boit tous les jours?

Depuis combien de temps existe la maladie? comment a-t-elle commencé? quels sont les remèdes qui ont été employés pour les combattre? a-t-on craché du sang?

N'a-t-on jamais eu de chagrins cuisans? ne s'est-on pas livré avec trop d'assiduité à l'étude ou à des excès? a-t-on éprouvé quelque frayeur?

La peau est-elle douce au toucher, sèche ou aride?

Sue-t-on facilement?

Les urines sont-elles abondantes, claires, épaisses, pâles ou colorées?

Les selles sont-elles fréquentes ou très-rares? qu'y remarque-t-on?

N'éprouve-t-on jamais de douleur ou une

pesanteur à l'endroit appelé la fosse de l'estomac? le bas-ventre est-il engorgé?

Les digestions sont-elles lentes ou faciles?

Quels sont les mets dont on fait le plus usage
et qui se digèrent le mieux?

Les boissons acides, comme cidre, limonade,
etc., ne fatiguent-elles point le malade?

Est-on sujet à des coliques, ou d'estomac ou
d'intestins, à des douleurs de reins ou des articulations?

La marche est-elle aisée?

La respiration est-elle libre?

Le sommeil est-il tranquille?

A-t-on été émétisé ou saigné?

Porte-t-on un cautère dans le moment où
l'on écrit, et depuis combien de temps?

On n'oubliera point non plus de parler des
affections morales.

Les femmes qui ont des fleurs blanches depuis long-temps, doivent faire mention des divers moyens auxquels elles ont eu recours pour
les supprimer, surtout si elles se sont servies
de quelque injection.

Tableau que doivent consulter les personnes qui ont à se plaindre des Glaires.

Je crois utile d'indiquer ici les alimens qui conviennent aux personnes glaireuses, comme ceux qu'elles peuvent quelquefois se permettre, ou dont elles doivent entièrement s'abstenir. J'appellerai les premiers alimens convenables, les seconds, alimens d'indulgence, et les derniers, alimens nuisibles. J'observe néanmoins que leur choix est subordonné à la nature de l'air, à celle du tempérament et à la gravité des accidens. Par exemple, lorsque la maladie est légère, et qu'on habite un climat dont l'air est vif, on est bien moins obligé de se priver de certains mets, que lorsque l'estomac est surchargé de glaires, et que l'on vit dans un pays dont l'air est très-humide.

Alimens convenables.

Le bœuf, rôti ou bouilli.	La poularde.
Le mouton, bouilli, rôti ou grillé.	Le poulet.
	Le dindonneau.
Le pigeon.	

Ces quatre sortes de volailles doivent se manger de la même manière.

La perdrix rouge et grise.
La caille.
La bécasse.
La bécassine.
Le merle.
La grive.
La mauviette, et tous les pe-
tits oiseaux gras.
Le brochet *.
Le barbillon.
Le carrelet.
Le merlan.
Le goujon.
Le turbot.
La flay.
Le guignard; en un mot tous
les poissons qui passent
pour très-légers.
Les asperges.
Les carottes frites au beurre
frais.

Le pluvier.
Le tourtereau.
Le ramereau.
Le râle d'eau.
Le râle de genêt.
La sole.
La limande.
La perche *.

Le beurre frais pour les dé-
jeuners.
Les artichauts.
Les ognons blancs.
Le céleri.
Le cresson.
La chicorée sauvage.
Les raisins de toute espèce.
Le bon vin blanc ou rouge.
Le sirop de capillaire.
Le chocolat.
Les œufs mous.

Alimens d'indulgence.

Le chevreuil.
Le sanglier.
Le marcassin.
L'outarde.
Le canard sauvage.
La sarcelle.

Le daim.
La vive.
Le rouge ou grondin.
Le mulet.
Les lentilles.
Les limaçons.

* Grillés ou cuits au vin blanc, avec sauce au beurre frais
ou à l'huile; ménager le vinaigre.

La poule d'eau.

La morue blanche.

La raie.

La carpe, en petite quantité.

La truite, en petite quantité.

Le saumon, *idem.*

L'alose.

Le cabillaud.

La crevette ou salicoque; ce poisson arrive tout cuit à Paris.

L'éperlan.

Les féves.

La scorsonère.

Les panais.

Les champignons.

Les confitures ou marmelades d'abricots, de prunes de reine-claude, et de poires de rousselet.

La gelée de pommes de Rouen.

Les prunes de moyen de Bourgogne.

Alimens nuisibles.

Les ragoûts de toute espèce.

Le veau.

L'agneau.

Le porc.

Les ris de veau.

Les pieds de mouton et de veau.

Le gras-double.

Les crêtes de coq.

L'anguille.

Le cochon de lait.

Le chevreau et toute espèce de charcuterie.

Le palais de bœuf.

Le hareng saur.

Les moules.

Le homard ou écrevisse de mer.

Les farineux, comme pois, féves de marais, haricots secs, etc.

TABLE DES MATIÈRES

6.

donnent lieu à la suppression de la transpiration.—Amélioration considérable de la santé , page 93 à 100.

ART. 10. Description de l'asthme.—Les accès de cette maladie survenaient toutes les fois que l'atmosphère se trouvait chargée d'humidité, note de la page 101.—Une autre personne éprouvait des accès de la même maladie, toutes les fois que la sueur des pieds, ordinairement abondante , se supprimait ; il en éprouvait aussi dans les temps froids et humides. — Une femme , qui était presque toujours oppressée, lorsqu'elle consulta M. Dubreuil, s'est trouvée en état de monter sur la tour la plus élevée du Panthéon, page 101 à 112.

ART. 11. De la goutte; sa description; elle est souvent compliquée avec les vices dartreux ou psorique qui agissent comme stimulans, et déterminent une fluxion sur les capsules articulaires, page 112 à 116. — Des hémorroïdes. — Leur description. — Dix livres de matière blanche, comme le sperme de grenouille , sortent à la suite d'un flux hémorroïdal, page 119. — Guérison des hémorroïdes et de la jaunisse, page 120.

ART. 12. L'épilepsie, qui est déterminée par des causes morales, doit être considérée comme une affection glaireuse , page 128.

Femme atteinte d'une épilepsie occasionnée par des chagrins vifs, page 129 à 133.

Épilepsie dont est atteint depuis douze ans un homme âgé de quarante-quatre ans lorsque l'auteur le traita. — Sa guérison , page 133 à 136.

Jeune homme de trente ans atteint d'épilepsie depuis six ans, par suite de chagrins vifs , page 136 à 138.

Femme de trente-six ans atteinte d'une épilepsie, à la suite d'un chagrin occasionné par la mort de son fils. — Sa guérison, page 138 à 140.

DEUXIÈME VOLUME.

Ce volume a pour titre : *Nouveaux aperçus sur les causes et les effets des glaires.*

Lorsqu'il a été imprimé pour la première fois , le premier volume était à sa septième édition ; il est aujourd'hui à la neuvième.

CHAPITRE Ier.

CHAPITRE II.

La nostalgie (désir extraordinaire de revoir ses foyers) a donné lieu au dérangement des digestions, à une fièvre lente, et à des engorgemens qui avaient les caractères squirrheux, vomissemens glaireux, et des accidens qui arrivaient sitôt après avoir mangé. Son ventre tendu, dur et douloureux, était énorme; depuis la page 9 à la page 16.

Autre exemple d'obstructions qui ne se sont pas aussi facilement dissipées que chez la malade dont il vient d'être question, et qui ont exigé un traitement qui à duré deux années. Ces deux observations font partie de cette brochure.

Peut-on vivre long-temps avec une obstruction parvenue au troisième degré, c'est-à-dire à l'état squirrheux, page 16 à 18.

Hydropisie occasionnée par des engorgemens squirrheux, par conséquent insolubles, déclarée inguérissable par l'auteur; depuis la page 18 jusqu'à la page 23.

CHAPITRE III.

Glaires occasionnées par la suppression de la sueur des pieds. — Asthme et douleurs rhumatismales, page 24 à 26.

Écoulement glaireux par la verge, jugé vénérien, page 26 à 27.

Un masturbateur dit que, lorsque la sueur des pieds se supprime, le travail de l'esprit est pour lui si pénible, qu'il est obligé d'y renoncer, quoique très-jeune; il a la peau constamment sèche. Son habitude l'a tellement affaibli qu'il est incapable de se marier, page 28 à 29.

CHAPITRE IV.

Plusieurs faits prouvent que la sécheresse générale de

CHAPITRE V.

EFFETS DU CHAGRIN.

satisfait donne lieu à la formation des glaires.—Maigreur parvenue jusqu'au marasme ; depuis la page 37 à 47.

CHAPITRE VI.

EFFETS DE L'APPLICATION A L'ÉTUDE ET DE LA VIE SÉDENTAIRE.

Homme sujet à des vertiges ; estomac rempli de glaires par suite d'un travail de cabinet, page 47 à 48.

CHAPITRE VII.

EFFETS DE LA FRAYEUR.

Une femme est sujette à des crispations nerveuses depuis une frayeur qu'elle a eue en voyant tomber un enfant d'un deuxième étage, page 49 à 51.

CHAPITRE VIII.

De l'onanisme considéré comme cause des glaires. — Accidens extraordinaires.—Estomac plein de glaires par suite de la masturbation ; page 53 à 56. — Produits par cette habitude, page 56 à 64.

CHAPITRE IX.

Les fleurs blanches et la gonorrhée bénigne peuvent aussi être produites par l'onanisme, page 74. — Fleurs blanches qui alternaient avec des migraines, et guéries à la suite d'évacuations glaireuses, soutenues pendant six semaines. — Leur récidive occasionnée par des contra-riétés que l'on éprouve, et qui causent beaucoup de chagrin. —Un chagrin vif fait réparaître les fleurs blanches

CHAPITRE X.

Il n'y a aucun danger à guérir les fleurs blanches, lorsqu'on prend assez de précautions pour que la matière ne reflue point dans le sang, et ne se fixe sur aucun autre viscère, page 75 à 76. — Fleurs blanches qui alternaient avec des migraines, et guéries à la suite d'évacuations glaireuses soutenues pendant six semaines. — Leur récidive occasionnée par des contrariétés que l'on éprouve, et qui causent beaucoup de chagrin, page 77 à 78. — Un chagrin vif fait reparaître les fleurs blanches dont une femme se croyait délivrée pour toujours, page 78 à 79.

CHAPITRE XI.

DES AIGREURS.

Lorsque l'estomac est faible, et qu'on a à se plaindre de glaires, il est rare que l'on n'éprouve point de fréquentes aigreurs, page 80 à 83.

Un chagrin vif occasionne le dérangement de l'estomac qui se remplit de glaires et d'aigreurs insupportables. Un homme de quarante ans, qui jusque-là avait été fort gai, en devient mélancolique, page 83 à 85.

Le chagrin que cause la perte de la fortune donne subitement lieu au dérangement de l'estomac chez un homme de quarante-cinq ans, qui commença huit jours après à vomir une humeur limpide et gluante, dont l'âcreté était si grande, qu'elle brûlait le bois du plancher presque autant que l'aurait fait l'eau-forte. Sa peau est tou-

jours sèche. Il éprouve pendant plusieurs années des aigreurs qui brûlent le creux de l'estomac, page 86 à 88.

CHAPITRE XII.

DES VENTS.

Des vents se compliquent avec une diarrhée glaireuse.
—Étouffemens qui ne cessent qu'en rendant beaucoup
de vents, page 88 à 90.

CHAPITRE XIII.

DES VERS.

Symptômes qui sembleraient annoncer que des attaques d'épilepsie seraient occasionnées par des vers, pages
91 à 92.

Le ténia ou ver solitaire se trouve chez une personne
qui a aussi à se plaindre de glaires ; la même personne
dit avoir eu toute la vie des obstructions à la rate, page
93 à 94.

Vers lombricaux trouvés morts au milieu de l'humeur
glaireuse, page 94 à 98.

Les vers se représentent souvent chez les personnes
studieuses, menant une vie sédentaire, chez celles qui
ont éprouvé des chagrins vifs, ou qui ont contracté l'habitude de l'onanisme, page 99 à 100.

La gale et la phthisie pulmonaire qu'elle occasionne
quelquefois par sa rentrée dans le sang, seraient-elles,
chez les animaux et chez les hommes, le produit de vers
qui ne pourraient être aperçus qu'à l'aide d'un micros-
cope? page 100 à 101.

Le mercure ne guérirait-il le mal vénérien que parce-

CHAPITRE XVIII.

CHAPITRE XIX.

CHAPITRE XX.

CHAPITRE XXI.

CHAPITRE XXII.

CHAPITRE XXIII.

FIN.

DU TEMPÉRAMENT

PITUITEUX

OU GLAIREUX.

SUPPLÉMENT.

Des brochures publiées depuis un petit nombre d'années sur l'humeur glaireuse, et copiées en partie dans le Traité des Glaires (2 vol. in-8º), de M. J.-L. Doussin-Dubreuil, docteur-médecin de l'ancienne Faculté, etc.

« Lorsque j'ai conçu l'idée de traiter *ex professo* de l'humeur glaireuse, dit M. Doussin-Dubreuil, je ne savais pas que j'aurais un jour à lutter contre une audacieuse impéritie, et qu'aussitôt que j'aurais triomphé des obstacles qu'elle opposerait au succès d'un travail long et pénible, elle s'en emparerait. »

» Tout Paris se rappelle encore la conduite indécente d'un oculiste, le sieur Guillié, qui s'avisa de me faire passer, il y a sept ans, pour l'auteur d'un élixir, dit tonique anti-glaireux (1), en plaçant sur le frontispice d'une brochure destinée à diriger dans son emploi, un D et sept points, et le titre presque exact de mon *Traité des Glaires*, dont il copia des pages entières. Le premier tirage de cette brochure, qui se montait à quinze mille exemplaires, suivant la déclaration de l'imprimeur Nozou (2), fut jeté la nuit, pendant trois mois consécutifs, sous les portes cochères de la capitale. À cette époque, les journaux n'offraient point autant qu'aujourd'hui la facilité de se répandre : aussi aurait-il été possible que l'exemple du sieur Guillié eût été suivi par le sieur Delacroix, qui a annoncé, pour la première fois, il y a environ dix-huit mois, une brochure ayant pour titre : *De la Connaissance du Tempérament*, etc.; brochure qui, si j'en juge par ma correspondance, n'a eu de succès que parce qu'il a copié dans mon *Traité des Glaires*, ainsi que le sieur Guillié, les passages qui pouvaient le faire considérer comme ayant parfaitement étudié le tempérament glaireux qui, de tous, est celui qui est le plus à la portée des personnes étrangères à la

---

(1) Le plus grand nombre des journaux de la capitale ont parlé du procès intenté par le ministère public aux sieurs Guillié et Oulès, condamnés, le premier, à 500 fr., et le pharmacien Oulès à 100 fr. d'amende, pour avoir vendu un remède dangereux. Les débats ont appris qu'ils ont eu réellement le dessein d'en faire attribuer l'invention à M. Dubreuil, en plaçant sur le frontispice de leur brochure un D et sept points, ainsi que le titre presque exact de son *Traité des Glaires*, et en y insérant des pages entières presque entièrement copiées dans le même ouvrage. (Voyez le *Moniteur* du 5 septembre 1824, qui a rendu compte du jugement du tribunal correctionnel, sixième chambre, du 3 du même mois.)

(2) M. Nozou a fait la même déclaration devant ce tribunal.

science médicale, et qui a pu, par conséquent, contribuer
pour beaucoup au débit de l'ouvrage du sieur Delacroix. »

» Comme je sais que cet homme et l'oculiste nient le plagiat que j'ai à leur reprocher, je me trouve forcé de con-
vaincre le public de son existence, qu'il importe d'autant
plus d'éclairer, que l'on me croit pour quelque chose dans
la composition de leurs brochures et dans l'invention de
leurs remèdes. »

» Mais si je dois soigner ma réputation, il est encore plus
de mon devoir de prendre les intérêts de la maison (1)
qui est aujourd'hui propriétaire de la formule d'un médicament que je prescris depuis plus de trente ans dans
les affections glaireuses : formule que je me suis trouvé
forcé de céder à une époque de la Révolution, où, comme
un grand nombre de Français, j'ai dû me résigner à de
grands sacrifices pour conserver ma vie. J'étais alors,
comme je l'ai déjà déclaré plusieurs fois, sur le point de
publier la composition de ce médicament, dont j'observais
déjà depuis quatre ans les effets avec la plus grande attention ; je le désirais d'autant plus vivement, que j'avais eu
le temps de m'assurer de son efficacité dans les affections
glaireuses, et surtout de son innocuité, lors même qu'on
en faisait abus (2) ; je pouvais d'ailleurs me faire quelque

---

(1) J. Ernest et Marcel.

(2) « Quoique je fusse convaincu de cette innocuité, je n'ai
consenti à me dessaisir de la formule de ce médicament, que
sous la condition expresse que le pharmacien chez lequel il se
trouverait, et de la probité duquel il me serait offert des garan-
ties, n'en délivrerait que d'après ma prescription, ou d'après
celle de mes confrères, et qu'il ne l'annoncerait jamais dans les

mérite d'avoir découvert le dissolvant de la plus tenace
et de la plus dangereuse des humeurs dans des végétaux
ayant une action douce, dont la plupart font l'ornement
des prairies, et ayant un goût peu désagréable. Au surplus, je n'ai jamais pensé que j'eusse seul le droit de traiter de l'humeur glaireuse : rien sans doute ne fut jamais
plus permis ; mais ce qui ne saurait l'être, c'est de s'em-
parer de mes pensées, de mes propres expressions, de
copier textuellement les passages les plus intéressans de
mon ouvrage sans me citer, et de se cacher sous le voile
de l'anonyme assez de temps pour qu'un grand nombre
de brochures que l'on publie soient achetées comme venant de moi (1) : ce qui nuit d'autant plus à ma réputa-

____

feuilles publiques. Je ne crois pas qu'on se soit permis d'aller
contre ma volonté sur un seul de ces points.»

  «Je crois devoir manifester ici mon mécontentement à ceux
de mes confrères qui ont répandu dans le monde que je n'avais
point assez de désintéressement pour ne tirer aucun lucre de
la vente de ce remède. La vérité est que, même avant d'en
avoir cédé la formule, je n'ai jamais reçu que des honoraires
pour mes consultations. Pourtant, je l'avoue, en supposant
que j'en eusse agi autrement, je ne me serais point cru digne
de blâme, parce qu'il m'était sans doute bien permis de prendre sur le produit d'une propriété aussi légitime que celle-là,
de quoi me dédommager des dépenses que m'ont occasionnées
trente ans de services gratuits et fort coûteux, tant en propa-
geant la bienfaisante vaccine un des premiers, en ma qualité
de membre du comité central près le ministère de l'intérieur,
qu'en venant au secours de nombreux pauvres, dont je suis
depuis dix ans le médecin titulaire, nommé par l'administra-
tion du bureau de Charité du dixième arrondissement de Paris.

  (1) «Ce n'est qu'à la sixième édition que les sieurs Guillié et
Delacroix se sont fait connaître. »

tion qu'une extrême sagesse est loin de présider à la composition des remèdes qui y sont annoncés; remèdes auxquels on attribue des propriétés universelles, dépendant
toutes de l'excitation du tube intestinal, et surtout celle
de triompher des maladies occasionnées, soit par les glaires, soit par la bile, humeurs d'une nature tout-à-fait différente, ayant chacune un genre de malignité particulier,
et dont les effets ne sauraient être combattus avec les mêmes
remèdes, sans mettre en danger la vie d'un grand nombre
d'individus. »

DÉMONSTRATION DU PLAGIAT DES SIEURS GUILLIÉ ET DELACROIX.

PAR M. DOUSSIN-DUBREUIL.

Du sieur Guillié.

Le sieur Guillié a disparu, du moins n'entend-on plus
parler de lui à Paris; j'ignore s'il s'est refugié dans quelque pays très-éloigné; mais quelque part qu'il se trouve,
il doit craindre que tôt ou tard sa conduite ne soit connue,
et ne lui cause de grands désagrémens.

Le sieur Guillié, ayant perdu successivement deux places,
faisait des efforts impuissans pour s'en dédommager, et,
afin de parvenir à son but, il conçut, en 1822, l'idée de
faire annoncer, sous le titre de *tonique anti-glaireux,* un
élixir dont il établit des dépôts à Paris, chez le pharmacien
Oulès, et dans les départemens. Il l'appuya d'une petite
brochure in-12, ayant sur le frontispice ces mots : *Traité
de l'origine des* GLAIRES; et à la première page du texte :
des GLAIRES, de leurs CAUSES et de leurs EFFETS; et afin
que cette production lui procurât le débit de son pré-

tendu spécifique; le sieur Guillié, qui n'était connu que
comme oculiste, et qui, quelques années avant, était employé
des octrois de Paris, crut de son intérêt de se cacher sous
le voile de l'anonyme, de prendre dans celui de mes ouvrages qui traite du même sujet (1), ma théorie, mon titre,
des pages entières textuellement copiées, et de placer sur
le frontispice un D et assez de points pour faire le nom
DUBREUIL, sous lequel je suis le plus généralement connu.

Indigné de ce que cette brochure m'était attribuée, ainsi
que leur remède sur les effets duquel on m'adressait chaque jour de vifs reproches, je réclamai dans les journaux;
mais cette réclamation n'ayant produit d'autre résultat que
de faire supprimer la lettre D et les sept points de dessus
le frontispice de la même brochure, dont on colportait une
sixième édition, je crus devoir réclamer derechef; j'ap-
prenais que cette prétendue édition restait toujours une
contrefaçon de mon ouvrage; mais le sieur Guillié, dont
la plus grande crainte était d'être démasqué, en ayant
été instruit, remua beaucoup, écrivit, fit écrire, supplia
lui-même MM. les rédacteurs des journaux pour que ma
réclamation ne fût point rendue publique. Elle ne l'a point
été en effet, malgré mes instances, parce que ces MM. craignaient, m'ont-ils dit, qu'elle n'amenât de part et d'autre
des répliques dont il leur paraissait impossible de prévoir
la fin. S'ils eussent été persuadés, comme moi, que le sieur
Guillié se garderait bien de me répondre par la même voie,
ils n'auraient pas hésité un seul instant à acquiescer à ma

---

(1) Des *glaires*, de leurs causes, de leurs effets, et des indications à remplir pour combattre cette humeur, 2 vol. in-8°.

demande, et je n'aurais pas eu si long-temps à me plaindre des effets d'une fraude de ce genre.

J'aurais beaucoup de choses à dire sur toutes les ruses qu'a employées le sieur Guillié pour rendre nulles les démarches que j'ai faites, et auxquelles j'ai dû me livrer, à raison des plaintes multipliées que j'ai reçues relativement aux mauvais effets de l'élixir condamné depuis comme dangereux, par un jugement du tribunal correctionnel, sixième chambre; jugement dont les journaux du temps ont parlé. Il a été prouvé par les débats que les sieurs Guillié et Oulès avaient eu réellement l'intention de me faire attribuer et leur brochure et leur remède (1), ainsi que l'on s'en convaincra par ce qui va suivre.

____

(1) Outre le *Moniteur* du 5 septembre 1824, voyez le *Constitutionnel* du 4.

BROCHURE DU SIEUR GUILLIÉ,

6ᵉ édition, 1822,

PAR M. D.......

Premier titre : *de l'Origine des Glaires.* Deuxième titre :
des Glaires, de leurs causes et de leurs effets.

DES GLAIRES EN GÉNÉRAL.

Page 7.

On doit entendre par glaires une humeur visqueuse et
gluante..... Les glaires n'ont pas toujours les mêmes couleurs et la même consistance; leur aspect varie selon
qu'elles sont produites par un organe ou par un autre, et
selon l'âge, le tempérament, et l'ancienneté de la maladie.
Elles sont plus ou moins blanches ou d'un gris cendré;
quelquefois d'un jaune strié de noir; leur consistance varie
depuis la limpidité de l'eau jusqu'à l'épaisseur de la gelée.
Celles qui se forment dans l'estomac, et qu'on vomit assez
généralement le matin, ou après le repas, sont plus
aqueuses que celles exhalées par les poumons, et que l'on
expectore en grumeaux floconneux. Les glaires qui se dé-
posent dans la vessie, et qui donnent naissance à la maladie si fréquente et si funeste appelée catarrhe de la vessie,

TRAITÉ DES GLAIRES,

PAR M. DUBREUIL.

1ᵉʳ vol., 8ᵉ édition, 1821.

———

Titre: des Glaires, de leurs causes, de leurs effets, et des indications à remplir pour les combattre.

ARTICLE I.

DES GLAIRES.

Page 1ʳᵉ.

J'entends par glaires une humeur visqueuse, gluante et transparente, dont la couleur et la consistance varient suivant les tempéramens et les organes qu'elle affecte. Les glaires sont blanches ou d'un gris noir, ou cendré, et quelquefois d'un jaune plus ou moins pâle. Celles qui partent de l'estomac, et que plusieurs personnes vomissent tous les matins, sont plus liquides que celles qui viennent du poumon, et que l'on crache en flocons ou grumeaux. Les glaires que l'on rend dans les urines, et qui, après avoir surnagé un certain temps, vont s'attacher aux parois du vase, ou se précipitent au fond en forme de boue épaisse et gluante;

Celles qui s'échappent par la matrice, et qui, après avoir séjourné à l'extrémité des vaisseaux qui y aboutissent, forment ce qu'on appelle fleurs blanches.

sont d'apparence graisseuse; on les aperçoit flotter comme de l'huile à la surface de l'urine pendant qu'elle est tiède, et se déposer à mesure qu'elle refroidit au pourtour du vase.

Celles qui s'écoulent de la matrice donnent lieu à une maladie non moins fâcheuse pour les femmes que la blénorrhée (1) pour les hommes.

CHAPITRE III.

DES SIGNES QUI INDIQUENT LA PRÉSENCE DES GLAIRES.

Page 10.

La peau sèche et dure au toucher; les lèvres sont pâles ou jaunâtres, la bouche fade et pâteuse, l'haleine acide, la respiration gênée, la voix enrouée avec toux importune, suivie de sputation (2) de matières épaisses et collantes qui occasionnent des soulèvemens d'estomac. Les digestions sont difficiles, longues et presque toujours accompagnées d'un sentiment de pesanteur à la région cordiale; les malades ressentent des douleurs aux articulations. Les femmes ont souvent des pertes blanches.

----

(1) Gonorrhée bénigne.
(2) Synonyme des mots *crachement, expectoration.*

Les hommes (pag. 2 et 3) sont également sujets à des écoulemens glaireux (1), gonorrhée bénigne.

ARTICLE VI.

LES SIGNES QUI INDIQUENT LA PRÉSENCE DES GLAIRES SONT LES SUIVANS.

Page 16.

La peau sèche et dure au toucher, le teint et les lèvres pâles ou d'un jaune plus ou moins foncé (2), la bouche presque toujours fade et pâteuse, l'haleine aigre, la voix enrouée; un sentiment douloureux au creux de l'estomac (région cardiale), des digestions lentes et pénibles, une toux fatigante, et qui ne se termine que par l'expectoration de matières épaisses et collantes; des soulèvemens d'estomac suivis de vomissemens d'humeurs gluantes qui ont la transparence de l'eau; des douleurs aux articulations, un écoulement d'humeurs épaisses, connues chez les personnes du sexe sous le nom de fleurs blanches,

____

(1) On vient de lire dans le paragraphe précédent, que Tissot dit que la digestion difficile sans en être la cause, favorise singulièrement la production des glaires.

CHAPITRE III.

DES CAUSES QUI PRODUISENT LES GLAIRES.

Page 12.

Plusieurs de ces causes, soit physiques, soit morales, peuvent favoriser la production des glaires. Toujours elles sont le résultat de la longueur des fonctions de la peau (1); toutes les circonstances débilitantes peuvent être considérées comme des causes prédisposantes des glaires.

Page 12.

Toutes les fois que l'âme est vivement affectée, il y a concentration de force dans l'organe qui est devenu le foyer d'irritation. Les fluides y abordent de tous les points, et cet afflux n'a jamais lieu sans que les parties les plus éloignées en souffrent : de là leur faiblesse et la perte de leur faculté expultrice. Il résulte donc que, si l'organe où se passe ce travail est essentiel à la vie, les fluides attirés vers le point irrité l'accablent et lui enlèvent totalement la force réactive qui lui serait nécessaire pour donner à cette humeur le degré d'impulsion dont elle a besoin pour reprendre son cours : cette portion ne pouvant ni s'échapper au dehors ni dans le centre de la circulation, se trouve

---

(1) On vient de lire dans le paragraphe précéent que le sieur Guillié dit que les digestions difficiles sont un des signes qui indiquent la présence des glaires.

ARTICLE II.

CAUSES LES PLUS ORDINAIRES DES GLAIRES.

Page 5.

Plusieurs causes, soit physiques, soit morales, peuvent rendre les digestions imparfaites, ou s'opposer à la libre excrétion de la matière, de la sueur ou de la transpiration insensible, et donner lieu à la formation des glaires; mais, quelles qu'elles soient, elles agissent ou en affaiblissant l'estomac, ou en s'opposant à la dilatation des pores et des conduits excréteurs.

Page 8.

Toutes les fois que l'âme est vivement occupée, il y a *réunion de force* au point de l'économie où se passe le travail qui l'occupe; on peut même dire que tout se porte ou tend à s'y porter. Quel qu'il soit, il peut s'y établir un foyer d'irritation qui oblige les fluides à y aborder; et cet abord n'a jamais lieu sans que les parties les plus éloignées du foyer en souffrent : de là leur faiblesse, et par conséquent la perte de leur faculté expultrice. Que résulte-t-il si le sujet exige une grande contention d'esprit, et si l'occupation est opiniâtre? Le siége du travail, et qui peut être fort souvent un des organes les plus essentiels à la vie, accablé par le poids, quelquefois énorme, d'une portion de la matière, de la transpiration insensible qu'entraînent avec eux les fluides forcés de se porter vers le point irrité, se démunit de sa force réactive, ne peut par conséquent donner à cette humeur le degré d'impulsion dont elle a besoin condensée et réduite en une gelée plus ou moins épaisse ; mais les choses n'ont pu arriver à ce point sans que le reste de l'organisation ait eu également à souffrir ; aussi la faiblesse devient générale, les pores se resserrent, et l'autre portion de la matière de la transpiration insensible, forcée de rétrograder, est également réduite en gelée.

pour reprendre son cours. Cette portion d'humeurs ne pouvant ni s'échapper au dehors ni rentrer dans le torrent de la circulation, se trouve condensée par cet acide dont j'ai parlé, et réduite en une gelée plus ou moins épaisse, connue sous le nom de *glaires*. Mais les choses n'ont pu arriver à ce point, sans que le reste de l'organisation ait eu également à souffrir : aussi la faiblesse devient générale, les pores et les conduits excréteurs se resserrent, et l'autre portion de la matière de transpiration insensible, forcée de rétrograder, est également réduite en gelée.

———

Le sieur Guillié, qui a su si bien mettre à profit l'ouvrage de M. Dubreuil, apprend encore, d'après ce médecin, que rien n'est contraire aux glaireux comme l'usage des substances aqueuses et mucilagineuses, celui des farineux et des viandes blanches ; que les températures, les contrées froides et humides, les pays marécageux, les habitations peu aérées, loin de leur convenir, favorisent au contraire la formation des glaires, en rendant impossible l'exactitude avec laquelle les fonctions de la peau doivent être remplies ; que la combinaison de cette humeur avec le lait donne lieu à des maladies graves, et que les vers prennent naissance dans les glaires, qui produisent également la pulmonie, la paralysie, l'apoplexie, les catarrhes pulmonaires et de la vessie. C'est aussi d'après M. Dubreuil que le sieur Guillié dit encore dans sa brochure que, pour attaquer cette humeur, il fallait unir les toniques aux purgatifs ; mais le sieur Guillié qui, dans la crainte que son plagiat ne fût bientôt découvert, a évité de nommer une seule fois l'auteur du *Traité des Glaires*, affecte d'attri-

buer cette idée aux Corvisart, aux Barthès, aux Bordeu;
voici comment il s'exprime:

BROCHURE DU SIEUR GUILLIÉ.

Page 25.

C'est à vous que l'on doit l'heureuse idée d'avoir associé
les toniques aux minoratifs doux; combien de malades pé-
riraient suffoqués sans l'emploi de cette solution ! méthode
que des hommes ignorans ou intéressés voudraient vaine-
ment proscrire aujourd'hui. Leurs théories erronées que
je combats *actuellement* avec des armes bien victorieuses,
celles de l'expérience......................................
....
....

Page 25.

C'est en adoptant votre méthode que je suis parvenu à
attaquer l'humeur glaireuse, à séparer ses molécules, à la
rendre assez fluide pour qu'elle pût être évacuée partie par
les selles, partie par la transpiration insensible.

OUVRAGE DE M. DUBREUIL.

Page 23.

Je me suis convaincu que, pour évacuer cette humeur, il fallait nécessairement lui opposer des purgatifs unis aux toniques; que sans leur secours, il était impossible d'en débarrasser les organes, et surtout l'estomac, qui en contient un volume souvent tel, que les malades en seraient suffoqués, s'ils ne pouvaient la vomir. Je sais que je me trouve en contradiction avec quelques personnes, qui craignent d'irriter les nerfs : raisonnement erroné que je combats *aujourd'hui* avec des armes bien victorieuses, celles de l'expérience.

Page 23.

C'est en adoptant cette méthode qu'on attaquera avec avantage l'humeur glaireuse, qu'on réussira à séparer ses molécules, à la rendre assez fluide pour qu'une portion puisse être évacuée par les selles, et l'autre s'échapper par les pores.

DU SIEUR DELACROIX.

Le plagiat du sieur Guillié est donc de toute évidence, et c'est à l'audace avec laquelle il l'a fait valoir qu'il a dû pendant quelque temps une célébrité que n'enviera jamais tout homme délicat. A peine cet oculiste a-t-il été oublié, qu'a paru un autre homme, nommé Delacroix, auquel on me pardonnera de ne point accorder de grandes connaissances en médecine, lorsqu'on aura lu les pages ci-après.

On trouve dans le Bulletin du *Constitutionnel* du 6 décembre 1829, l'annonce suivante, déjà insérée un grand nombre de fois depuis environ dix-huit mois dans le même journal, ainsi que dans presque tous les journaux de Paris :

DE LA CONNAISSANCE

DU TEMPÉRAMENT,

PEINTURE FIDÈLE DES ÉTATS SANGUIN, NERVEUX, BILIEUX ET GLAIREUX, COMME PRINCIPE DE TOUTE MALADIE;

PAR LE DOCTEUR DELACROIX.

Dans le *Constitutionnel* du 17 janvier 1830, il est dit, en parlant de la même brochure, que *l'immense succès de cet ouvrage, qui est à sa douzième édition, lui a donné une popularité inouïe.*

 _ « *Cet ouvrage, qui a une immense popularité, et qui*
 • *est à sa douzième édition, fait une peinture frappante*
 » *des états sanguin, nerveux* (1)*, bilieux et glaireux.* »

Telles sont les pompeuses annonces de l'ouvrage du sieur Delacroix, lesquelles, ainsi que je viens de le dire, ont déjà

______

(1) Le sieur Delacroix l'appelle aussi *nerveux mélancolique.*

été insérées un grand nombre de fois, depuis environ dix-huit mois, dans presque tous les journaux de Paris. »

Nous allons voir si cette *immense popularité*, si cette *peinture frappante*, dont le sieur Delacroix se fait un mérite, n'est due qu'à sa propre expérience, ou à un peu de cette impudence que punissent les lois; si trois de ces états ne sont pas pris dans un ouvrage imprimé en 1787, et ayant pour titre : *Du Physique de l'homme*, par le savant docteur Roussel (1), et le quatrième (le glaireux), dans mon *Traité des Glaires*. Je prie donc le lecteur de lire avec attention ce qui va suivre.

____

(1) Le même auteur a publié un deuxième volume, sous le titre: *Du Physique de la Femme*.

BROCHURE DU SIEUR DELACROIX,

QUI A SUR LE FRONTISPICE :

De la Connaissance du Tempérament, peinture fidèle (1)
des états sanguin, nerveux, bilieux et glaireux,
comme principes de toutes maladies, etc.

Page 34.

Les causes qui donnent lieu à la formation des glaires
sont infiniment variées; elles agissent toutes, ou en affaiblissant l'estomac, ou en empêchant la transpiration insensible qui, ainsi retenue, s'épaissit, se présente sous la
forme d'humeur visqueuse et gluante, qui ne se détache
que difficilement des parois du vase : aussi remarque-t-on
que les personnes qui ont beaucoup de glaires ont, en général, les digestions difficiles et la peau sèche.

Page 35.

Les glaires que l'on rend par le vomissement sont assez
liquides, claires et très-filantes ; celles qui viennent des
poumons par la voie de l'expectoration, sont sous forme
floconneuse ou grumeleuse; rendues par les urines, elles
surnagent d'abord, vont s'attacher aux parois du vase, ou
bien se précipitent au fond avec une apparence limoneuse
et gluante.

Page 35.

Les glaires de la matrice forment les fleurs blanches,

---

(1) L'annonce de M. Delacroix dit *frappante.*

OUVRAGE DE M. DUBREUIL.

Des Glaires, de leurs causes, de leurs effets, et des indications à remplir pour les combattre.

Page 5.

Plusieurs causes, soit physiques, soit morales, peuvent rendre les digestions imparfaites, ou s'opposer à la libre excrétion de la matière, de la sueur ou de la transpiration insensible, et donner lieu à la formation des glaires; mais quelles qu'elles soient, elles agissent toutes, ou en affaiblissant l'estomac, ou en s'opposant à la dilatation des pores et des conduits excréteurs: aussi les personnes qui ont beaucoup de glaires, ont en général les digestions difficiles et la peau sèche.

Page 3.

Les glaires qui partent de l'estomac, et que plusieurs personnes vomissent, sont plus liquides que celles qui viennent du poumon, et que l'on crache en flocons et grumeaux. Les glaires que l'on rend dans les urines après avoir surnagé un certain temps, vont s'attacher aux parois du vase, ou se précipitent en forme de boue épaisse et gluante.

Pages 2 et 3.

Lorsque les glaires s'arrêtent dans la matrice, elles donnent naissance aux fleurs blanches; si les personnes ne se soignent pas, il s'y établit un point irritant qui occasionne auxquelles on assigne trop souvent un caractère suspect ; elles déterminent par leur âcreté des démangeaisons, des irritations qui peuvent faire craindre le développement d'ulcères dans la matrice.

Page 35.

Les causes les plus ordinaires des glaires sont les boissons rafraîchissantes ou acides : telles que la bière blanche, le cidre, la limonade, l'abus des délayans qui délabrent l'estomac, les farineux, la vie sédentaire, molle et oisive, les excès en tout genre, les plaisirs qui énervent, les peines vives, les inquiétudes, les préoccupations et contention d'esprit, la température froide.

Toujours pages 35 et 36.

Les signes qui annoncent la présence des glaires sont les suivans : Teint et lèvres pâles ou d'un jaune plus ou moins foncé, bouche fade et pâteuse, langue blanche, haleine aigre, peau sèche et aride, respiration gênée, voix enrouée, palpitations, sentimens douloureux de pesanteur, de tension au creux de l'estomac; digestions lentes et pénibles, avec coliques qui se calment lorsqu'on a rendu beaucoup de vents; douleurs vagues dans *les membres* et dans les articulations, recherche de la solitude, penchant insurmontable à la nonchalance extrême, sensibilité au froid, disposition très-grande à s'enrhumer de la poitrine ou du cerveau, ayant habituellement les pieds froids. Les personnes d'un temperament pituiteux et glaireux sont très-sujettes aux affections rhumatismales, goutteuses. On a remarqué qu'en général les goutteux transpiraient peu, avaient l'estomac assez mauvais, et rendaient chez quelques femmes des descentes de matrice; chez d'autres, des *excoriations* qui dégénèrent souvent en ulcères, dont le caractère donne quelquefois des doutes; et chez presque toutes, des démangeaisons fatigantes.

Pages 2 et 3.

M. Dubreuil place parmi les causes les plus ordinaires des glaires l'air trop épais et marécageux, les boissons rafraîchissantes et acides, telles que la bière blanche, le cidre, la limonade; les farineux, tels que les pois, les féves, les haricots secs, et autres végétaux de la même nature; la trop grande application à l'étude, les excès dans les plaisirs, et les affections de l'âme propres à ralentir les mouvemens du cœur ou à serrer cet organe.

Page 16.

Les signes qui indiquent la présence des glaires sont les suivans : La peau sèche et dure au toucher, le teint et les lèvres pâles, ou d'un jaune plus ou moins foncé; la bouche presque toujours fade et pâteuse, l'haleine aigre, la respiration gênée, la voix enrouée, des palpitations de cœur, des étouffemens, un sentiment douloureux au creux de l'estomac, des digestions lentes et pénibles, et quelquefois accompagnées de coliques qui ne paraissent se calmer que lorsqu'on a rendu beaucoup de vents par en bas, et quelquefois par en haut; des douleurs aux articulations, et quelquefois *au milieu des os*. Dans une note qui appartient à l'article *Action des Glaires sur les nerfs* (p. 20), il est dit que l'agacement et le tiraillement des fibres nerveuses sont souvent augmentés par des vers qui prennent naissance dans la saburre glaireuse.

beaucoup de glaires; elles sont sujettes aux catarrhes chroniques, à l'asthme, à la paralysie, à l'apoplexie séreuse, aux crampes, aux maux de reins, aux affections vermineuses.

    ———

M. Dubreuil met les mots peau sèche et aride au commencement du paragraphe; M. Delacroix les place à la quatrième ligne. M. Dubreuil, que copie toujours M. Delacroix, range parmi les signes des glaires une extrême sensibilité au froid, et, ce qui en est une conséquence, une grande facilité à s'enrhumer; et dit, page 20, que les glaires, qui agissent sur les nerfs, occasionnent chez les uns des attaques de paralysie, de rhumatisme, de goutte et d'autres affections nerveuses; que la plupart des goutteux (page 22) transpiraient peu; que leur estomac était presque toujours mauvais; que tous avaient beaucoup de glaires: humeur à laquelle on devait attribuer la nonchalance, l'amour de la solitude, la tristesse et la sensibilité, souvent telle chez les personnes qui avaient à se plaindre de cette humeur, qu'elles étaient affectées du moindre événement, etc.

Ainsi que le plagiaire Guillié, le plagiaire Delacroix apprend, d'après M. Dubreuil, que rien n'est contraire aux glaireux comme l'usage des substances aqueuses et mucilagineuses, celui des farineux et des viandes blanches; qu'il en est de même des températures froides et humides des pays marécageux, et que la combinaison du lait avec les glaires donne lieu à des maladies graves; que les vers prennent naissance dans cette humeur dont leurs œufs sont le plus souvent enveloppés, et qu'il faut l'évacuer pour détruire l'origine de ces insectes (1); que la même humeur produit également la pulmonie, la paralysie et l'apoplexie, les catarrhes du poumon et de la vessie. Mais le sieur Delacroix prouve qu'il ne connaît ni la cause des glaires, ni leur caractère, puisqu'il leur attribue la faculté de lubréfier les membranes muqueuses; faculté qui n'appartient qu'à la substance que sécrètent ces membranes dans l'état naturel.

Lorsque l'on pense que, sur trois pages seulement employées par le sieur Delacroix à la description du tempérament glaireux, et qui sont bien loin d'être suffisantes, deux au moins sont prises dans son *Traité des Glaires*, on ne peut que s'étonner de la légèreté avec laquelle on traite les sujets les plus sérieux, et par conséquent de la facilité avec laquelle on abuse de la crédulité publique; mais que dira-t-on de l'habileté de cet homme, lorsqu'on reconnaîtra qu'il ne s'est pas borné à copier ce tempérament dans cet ouvrage, qu'il a encore pris mot pour mot les trois autres dans un autre ouvrage du docteur Roussel; ouvrage qui a pour titre : *Physique de l'homme ?*

---

(1) Lisez la page 38 de la brochure du sieur Delacroix, et les pages 253 et 255 du *Traité des Glaires*. Il convient aussi de lire la page 39 de ce plagiaire, et les tableaux des alimens convenables et nuisibles. tracés par M. Dubreuil, depuis la page 307 jusqu'à la page 310.

BROCHURE DU SIEUR DELACROIX.

Esquisse des Tempéramens.

Page 16.

On appelle tempérament une manière d'être constante et habituelle qui modifie toutes nos affections et leur donne un caractère particulier.

Le tempérament sanguin est caractérisé par des solides d'un tissu spongieux, et par un sang riche et délié qui peut y circuler librement. On le reconnaît à des membres charnus, à un visage plein et à un teint fleuri. Si, avec la même constitution des solides, le sang, au lieu de molécules actives et rouges, contient une très-grande quantité relative de principes aqueux et froids, il en résulte un tempérament flegmatique, qu'un ton de chair lâche et une couleur pâle rendent toujours sensible. Le caractère moral affecté à chaque tempérament, dérive de la facilité plus ou moins grande avec laquelle les humeurs coulent dans leurs vaisseaux, et par conséquent de la régularité plus ou moins *parfaite* avec laquelle les fonctions vitales s'exécutent. Si elles se font avec aisance, l'âme en conçoit un sentiment de sécurité, qui se marque dans toutes les actions morales de l'individu : aussi ceux qui sont doués d'un tempérament sanguin, qui est celui où les fonctions s'exécutent avec le plus de facilité, sont-ils en général d'un caractère gai, franc et décidé.

Au contraire, l'exercice difficile et pénible de ces fonctions, comme il l'est dans le tempérament flegmatique, réduit à un état d'indolence qu'on porte dans la conduite

OUVRAGE DU DOCTEUR ROUSSEL.

Du Physique de l'homme.

Page 170.

On entend en effet par le mot tempérament une manière d'être constante et habituelle qui modifie toutes nos
affections et leur donne un caractère particulier.

Le tempérament sanguin est caractérisé par des solides
d'un tissu spongieux, et par un sang riche et délié qui
peut y circuler librement. On reconnaît ce tempérament à
des membres charnus, à un visage plein et à un teint
fleuri. Si, avec la même constitution des solides, le sang,
au lieu de molécules actives et rouges, contient une trop
grande quantité relative de principes aqueux et froids, il
en résulte un tempérament flegmatique qu'un ton de chair
lâche et une couleur pâle rendent toujours sensible. Le
caractère moral affecté à chaque tempérament dérive de la
facilité plus ou moins grande avec laquelle les humeurs
coulent dans les vaisseaux, et par conséquent, de la régularité plus ou moins *grande* avec laquelle les fonctions
vitales s'exécutent. Si elles se font avec aisance, l'âme en
conçoit un sentiment de sécurité qui se marque dans toutes
les actions morales de l'individu : aussi ceux qui sont doués
d'un tempérament sanguin, qui est celui où les fonctions
s'exécutent avec le plus de facilité, sont-ils en général d'un
caractère franc et décidé.

Au contraire, l'exercice difficile et pénible de ces fonctions, comme il l'est dans le tempérament flegmatique,
réduit à un état d'indolence, qu'on porte dans la con-

ordinaire de la vie. Un homme flegmatique est presque in-différent pour tout, parce qu'il sent qu'avec des organes sans consistance, il ne peut presque rien, les parties aqueuses qui les humectent continuellement, leur ôtant le ressort et la force nécessaires aux grands mouvemens.

Description du Tempérament mélancolique.

Page 17.

La méfiance et la timidité caractérisent le tempérament mélancolique ; quoique les vaisseaux qui forment le tissu des solides dans ce tempérament soient amples et d'un calibre spacieux, la nature craint toujours que les humeurs qui y sont excessivement épaisses et lentes, ne perdent leur aptitude à circuler, et ne subissent tôt ou tard une stagnation funeste : ce qui demande de sa part une sollicitude continuelle, qui déborde sur les actes extérieurs de l'individu. On reconnaît ce tempérament à une teinte rembrunie, et à une maigreur occasionnée par le resserrement des solides, et surtout par l'anéantissement ou le rapprochement excessif des lames du tissu cellulaire.

Description du Tempérament bilieux.

Page 17.

La texture des solides, propre au tempérament bilieux, est compacte et serrée, comme dans le tempérament mélancolique, avec cette différence que le calibre des vaisseaux y est moins grand ; mais le sang y étant très-fluide et très-mobile par la grande quantité de matière phlogistique ou de parties actives qu'il contient, y circule avec duite ordinaire de la vie, Un homme flegmatique est presque indifférent pour tout, parce qu'il sent qu'avec des organes sans consistance, il ne peut presque rien; car les parties aqueuses qui les humectent continuellement leur ôtent le ressort et la force nécessaires aux grands mouvemens.

Description du Tempérament mélancolique.

Page 173.

La méfiance et la timidité caractérisent le tempérament mélancolique; quoique les vaisseaux qui forment le tissu des solides dans ce tempérament soient amples et d'un calibre spacieux, la nature craint toujours que les humeurs, qui y sont excessivement épaisses et lentes, ne perdent leur aptitude à circuler, et en subissent tôt ou tard une stagnation funeste : ce qui demande de sa part une sollicitude continuelle qui déborde sur les actes extérieurs de l'individu. On reconnaît ce tempérament à une teinte rembrunie, et à une maigreur occasionnées par le resserrement des solides, et surtout par l'anéantissement ou le rapprochement excessif des lames du tissu cellulaire.

Description du Tempérament bilieux.

Page 173.

La texture des solides propre au tempérament bilieux est compacte et serrée, comme dans le tempérament mélancolique, avec cette différence que le calibre des vaisseaux y est moins grand. Mais le sang y étant très-fluide et très-mobile, par la grande quantité de matière phlogistique ou de parties actives qu'il contient, y circule avec rapidité; et toutes les autres fonctions s'y exécutent avec une promptitude que les personnes éminemment bilieuses mettent dans toutes leurs actions : l'audace est la qualité distinctive de ce tempérament. Quoique ceux auxquels il est propre soient maigres, la couleur de leur visage est cependant vive et vermeille.

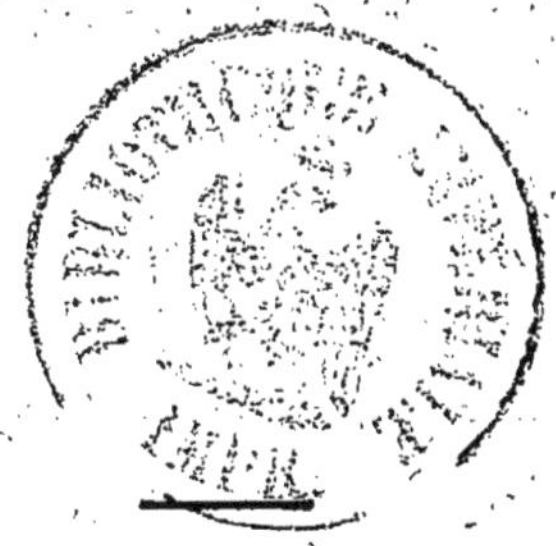

Le *Traité des Glaires* et l'ouvrage du docteur Roussel sont assez répandus pour qu'on puisse aisément s'assurer de la véracité des citations qu'on vient de lire; peut-être découvrira-t-on un jour que pas une seule page de la brochure intitulée *de la Connaissance du Tempérament*, n'appartient à celui qui s'en donne comme l'auteur. Si M. Doussin-Dubreuil le conduisait devant les tribunaux, ce serait avec succès, on ne saurait en douter; mais ne vaut-il pas mieux livrer ce plagiaire à l'opinion publique, qui saura bien décider la question de savoir s'il l'a respectée assez pour mériter quelque confiance.

(*Note de l'Éditeur.*)

FIN.

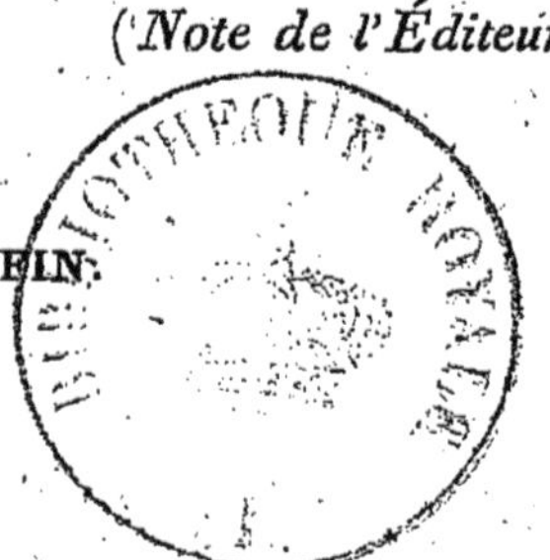

Comme il s'est commis depuis quelque temps des infidélités relativement à la remise des lettres arrivées particulièrement des pays étrangers, et que M. Doussin-Dubreuil a en main la preuve que des individus dont on n'a pu découvrir la demeure, ont touché des sommes en son nom, on est prié de lui adresser les Mémoires à consulter par l'entremise de correspondans.

IMPRIMERIE DE FÉLIX LOCQUIN,
RUE NOTRE-DAME-DES-VICTOIRES, N° 16.

www.ingramcontent.com/pod-product-compliance
Ingram Content Group UK Ltd.
Pitfield, Milton Keynes, MK11 3LW, UK
UKHW022310070726
13614UKWH00002B/643